全国中医药行业高等教育"十二五"规划教材
全国高等中医药院校规划教材（第九版）

组织学与胚胎学实验教程

（供中医学、中西医临床医学、针灸学、推拿学、护理学等专业用）

主　编　刘黎青（山东中医药大学）
副主编　徐维蓉（上海中医药大学）
　　　　周忠光（黑龙江中医药大学）
　　　　赵爱明（湖南中医药大学）
　　　　葛钢锋（浙江中医药大学）

U0346616

中国中医药出版社
·北　京·

图书在版编目（CIP）数据

组织学与胚胎学实验教程/刘黎青主编. —北京：中国中医药出版社，2015.1
全国中医药行业高等教育"十二五"规划教材
ISBN　978 - 7 - 5132 - 2113 - 9

Ⅰ.①组…　Ⅱ.①刘…　Ⅲ.①人体组织学—实验—中医药院校—教材②人体胚胎
学—实验—中医学院—教材　Ⅳ.①R32 - 33

中国版本图书馆 CIP 数据核字（2014）第 253852 号

中 国 中 医 药 出 版 社 出 版
北京市朝阳区北三环东路 28 号易亨大厦 16 层
邮政编码 100013
传真 010 64405750
廊坊市晶艺印务有限公司印刷
各地新华书店经销

＊

开本 787×1092　1/16　印张 7　字数 149 千字
2015 年 1 月第 1 版　2015 年 1 月第 1 次印刷
书　号　ISBN 978 - 7 - 5132 - 2113 - 9

＊

定价 20.00 元
网址　www.cptcm.com

全国中医药行业高等教育"十二五"规划教材
全国高等中医药院校规划教材（第九版）
专家指导委员会

全国中医药行业高等教育"十二五"规划教材
全国高等中医药院校规划教材（第九版）

《组织学与胚胎学实验教程》

主　编　刘黎青（山东中医药大学）

副主编　徐维蓉（上海中医药大学）
　　　　周忠光（黑龙江中医药大学）
　　　　赵爱明（湖南中医药大学）
　　　　葛刚锋（浙江中医药大学）

编　委　（以姓氏笔画为序）
　　　　王　旭（辽宁中医药大学）
　　　　王　琦（河南中医学院）
　　　　王春艳（承德医学院）
　　　　刘　斌（黑龙江中医药大学佳木斯学院）
　　　　刘　霞（贵阳中医学院）
　　　　刘向国（安徽中医药大学）
　　　　刘建春（山西中医学院）
　　　　刘爱军（广州中医药大学）
　　　　许瑞娜（湖北中医药大学）
　　　　杨　岚（成都中医药大学）
　　　　杨恩彬（云南中医学院）
　　　　何才姑（福建中医药大学）
　　　　何国珍（广西中医药大学）
　　　　陈彦文（甘肃中医学院）
　　　　赵海军（山东中医药大学）
　　　　赵舒武（天津中医药大学）
　　　　高书亮（江西中医药大学）

前　言

　　"全国中医药行业高等教育'十二五'规划教材"（以下简称："十二五"行规教材）是为贯彻落实《国家中长期教育改革和发展规划纲要（2010—2020）》《教育部关于"十二五"普通高等教育本科教材建设的若干意见》和《中医药事业发展"十二五"规划》的精神，依据行业人才培养和需求，以及全国各高等中医药院校教育教学改革新发展，在国家中医药管理局人事教育司的主持下，由国家中医药管理局教材办公室、全国中医药高等教育学会教材建设研究会，采用"政府指导，学会主办，院校联办，出版社协办"的运作机制，在总结历版中医药行业教材的成功经验，特别是新世纪全国高等中医药院校规划教材成功经验的基础上，统一规划、统一设计、全国公开招标、专家委员会严格遴选主编、各院校专家积极参与编写的行业规划教材。鉴于由中医药行业主管部门主持编写的"全国高等中医药院校教材"（六版以前称"统编教材"），进入2000年后，已陆续出版第七版、第八版行规教材，故本套"十二五"行规教材为第九版。

　　本套教材坚持以育人为本，重视发挥教材在人才培养中的基础性作用，充分展现我国中医药教育、医疗、保健、科研、产业、文化等方面取得的新成就，力争成为符合教育规律和中医药人才成长规律，并具有科学性、先进性、适用性的优秀教材。

　　本套教材具有以下主要特色：

　　1. 坚持采用"政府指导，学会主办，院校联办，出版社协办"的运作机制

　　2001年，在规划全国中医药行业高等教育"十五"规划教材时，国家中医药管理局制定了"政府指导，学会主办，院校联办，出版社协办"的运作机制。经过两版教材的实践，证明该运作机制科学、合理、高效，符合新时期教育部关于高等教育教材建设的精神，是适应新形势下高水平中医药人才培养的教材建设机制，能够有效解决中医药事业人才培养日益紧迫的需求。因此，本套教材坚持采用这个运作机制。

　　2. 整体规划，优化结构，强化特色

　　"'十二五'行规教材"，对高等中医药院校3个层次（研究生、七年制、五年制）、多个专业（全覆盖目前各中医药院校所设置专业）的必修课程进行了全面规划。在数量上较"十五"（第七版）、"十一五"（第八版）明显增加，专业门类齐全，能满足各院校教学需求。特别是在"十五""十一五"优秀教材基础上，进一步优化教材结构，强化特色，重点建设主干基础课程、专业核心课程，增加实验实践类教材，推出部分数字化教材。

　　3. 公开招标，专家评议，健全主编遴选制度

　　本套教材坚持公开招标、公平竞争、公正遴选主编的原则。国家中医药管理局教材办公室和全国中医药高等教育学会教材建设研究会，制订了主编遴选评分标准，排除各种可能影响公正的因素。经过专家评审委员会严格评议，遴选出一批教学名师、教学一线资深教师担任主编。实行主编负责制，强化主编在教材中的责任感和使命感，为教材质量提供保证。

　　4. 进一步发挥高等中医药院校在教材建设中的主体作用

　　各高等中医药院校既是教材编写的主体，又是教材的主要使用单位。"'十二五'行规教材"，得到各院校积极支持，教学名师、优秀学科带头人、一线优秀教师积极参加，凡被选中参编的教师都以高涨的热情、高度负责、严肃认真的态度完成了本套教材的编写任务。

5. 继续发挥教材在执业医师和职称考试中的标杆作用

我国实行中医、中西医结合执业医师资格考试认证准入制度，以及全国中医药行业职称考试制度。2004 年，国家中医药管理局组织全国专家，对"十五"（第七版）中医药行业规划教材，进行了严格的审议、评估和论证，认为"十五"行业规划教材，较历版教材的质量都有显著提高，与时俱进，故决定以此作为中医、中西医结合执业医师考试和职称考试的蓝本教材。"十五"（第七版）行规教材、"十一五"（第八版）行规教材，均在 2004 年以后的历年上述考试中发挥了权威标杆作用。"十二五"（第九版）行业规划教材，已经并继续在行业的各种考试中发挥标杆作用。

6. 分批进行，注重质量

为保证教材质量，"十二五"行规教材采取分批启动方式。第一批于 2011 年 4 月，启动了中医学、中药学、针灸推拿学、中西医临床医学、护理学、针刀医学 6 个本科专业 112 种规划教材，于 2012 年陆续出版，已全面进入各院校教学中。2013 年 11 月，启动了第二批"'十二五'行规教材"，包括：研究生教材、中医学专业骨伤方向教材（七年制、五年制共用）、卫生事业管理类专业教材、中西医临床医学专业基础类教材、非计算机专业用计算机教材，共 64 种。

7. 锤炼精品，改革创新

"'十二五'行规教材"着力提高教材质量，锤炼精品，在继承与发扬、传统与现代、理论与实践的结合上体现了中医药教材的特色；学科定位更准确，理论阐述更系统，概念表述更为规范，结构设计更为合理；教材的科学性、继承性、先进性、启发性、教学适应性较前八版有不同程度提高。同时紧密结合学科专业发展和教育教学改革，更新内容，丰富形式，不断完善，将各学科的新知识、新技术、新成果写入教材，形成"十二五"期间反映时代特点、与时俱进的教材体系，确保优质教材进课堂。为提高中医药高等教育教学质量和人才培养质量提供有力保障。同时，"十二五"行规教材还特别注重教材内容在传授知识的同时，传授获取知识和创造知识的方法。

综上所述，"十二五"行规教材由国家中医药管理局宏观指导，全国中医药高等教育学会教材建设研究会倾力主办，全国各高等中医药院校高水平专家联合编写，中国中医药出版社积极协办，整个运作机制协调有序，环环紧扣，为整套教材质量的提高提供了保障，打造"十二五"期间全国高等中医药教育的主流教材，使其成为提高中医药高等教育教学质量和人才培养质量最权威的教材体系。

"十二五"行规教材在继承的基础上进行了改革和创新，但在探索的过程中，难免有不足之处，敬请各教学单位、教学人员及广大学生在使用中发现问题及时提出，以便在重印或再版时予以修正，使教材质量不断提升。

国家中医药管理局教材办公室
全国中医药高等教育学会教材建设研究会
中国中医药出版社
2014 年 12 月

编写说明

　　为方便学生的学习及实验课程的教学，我们编写了与规划教材配套的教学用书——《组织学与胚胎学实验教程》，作为教材的有益补充。本教材由来自全国 20 所高等中医药院校、高等医药院校教学一线的专家、教授编写完成。

　　进入 21 世纪，我国的教学模式和手段发生了很大的变化，教学内容不断更新。在组织学与胚胎学的实验教学中，实验课及显微镜下的观察是提高教学水平的重要环节和手段，可巩固和验证理论课知识，培养学生发现问题、分析问题、解决问题的能力，树立科学严谨的作风和工作态度。

　　配套教材《组织学与胚胎学实验教程》的编写特色如下：

　　1. 与教材同步。紧扣教学大纲，与规划教材的内容密切配合，编写顺序与规划教材一致，进一步突出形态学教学的特点。

　　2. 彩图形象逼真。重点描述正常人体组织器官在显微镜下的形态结构、人体胚胎的发生发育过程及常见畸形的形成，并同步配有大量实拍彩图（组织切片、胚胎模型、正常胚胎标本、畸形儿标本），真实形象，色彩逼真。

　　3. 内容充实，层次分明。每章节均包含实验目的、实验内容、思考题三部分，有的章节尚有示教内容等，便于学生同步实习和复习，掌握知识点。

　　4. 简捷实用。编写内容密切配合实验教学，不求"大而全"，只求简捷实用。

　　本配套教材可供高等中医药院校、高等医药院校的学生、执业医师资格考试人员、成人教育学生及其他相关人员使用。

　　感谢在本配套教材编写工作中给予热情支持、帮助的同仁们，同时感谢赵海军、王媛、王峻清老师及山东中医药大学组胚教研室研究生们的协同工作。由于编者水平所限，不妥之处在所难免，恳请专家及广大师生提出宝贵意见，以便于今后修订完善，并顺致谢意。

刘黎青

暨全体编委

2014 年 8 月

目　录

上篇　组织学

下篇　胚胎学

上 篇

组织学

第一章 绪 论

方法(method)是指某一行为方式,也是用来达到目的的手段。掌握和运用科学的方法,是实现或达到目的的前提。组织学与胚胎学属医学形态学课程,其实验课是整个教学过程中的重要环节。其目的是通过学生动手操作,观察显微镜下正常人体的微细结构,在验证和巩固理论课知识的同时,强化学生使用显微镜和绘图的技能,培养学生在实践中自我发现问题、分析问题和独立解决问题的能力,逐步树立良好的科学作风。

为达到上述实验课教学目标,要求学生每次实验前应复习好有关实验内容的理论课知识,对实验内容、目的、要求等做到心中有数。实验课中,应特别注意教师的引导性提示,完成规定实验内容后,应及时总结实验收获与体会,完成实验报告。在参加组织学与胚胎学实验课时,应特别注意以下环节:

一、实验目的

1. 掌握正确使用光学显微镜的方法。
2. 加强对观察标本应注意事项的理解。
3. 熟悉显微镜的维护。
4. 了解组织学石蜡切片标本的制备过程。

二、实验内容

(一)显微镜的正确使用

显微镜是医学研究中最常用的精密仪器之一,学生通过实验课学习后,应达到正确而熟练应用显微镜操作的程度。显微镜(图1-1)使用要点包括:

1. 调线 如所用的显微镜镜筒是单筒直竖式,可先调整镜筒的斜度,以方便观察为宜。

调整时,需一手按住镜座,另一手缓缓向后倾斜镜臂;如所用的是双筒显微镜,应依据自己的瞳孔距离,调整好两目镜间距。

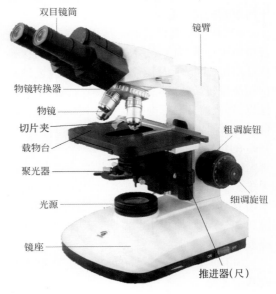

图1-1 显微镜的结构

2. 对光 将低倍物镜对准载物台正中的圆孔,依次调节以下装置。

(1)反光镜 转动反光镜,使其朝向光源。如光源为日光,应避开直射光线。

(2)光栅 调整光栅开孔的大小。需较强光时应将开孔调大,需弱光时应调小。

(3)聚光器 调节聚光器的位置高低。聚光器上升则视野较明亮,下降时则较暗。但有些显微镜的聚光器是固定的或无聚光器。若带电源灯光装置,则应调整灯光的强弱度。

3. 低倍镜观察

(1)对光后将镜筒升高,标本放置载物台,并用片夹固定,将观察的组织或器官所在部分移至载物台圆孔正中。注意应使标本有盖玻片的一面向上。

（2）最初几次观察时,可按生物学中规定的方法操作。待较熟练后,可按以下方法操作:用左眼观察目镜内的视野,缓缓转动粗调节器,使镜筒缓缓下降,至所观察的图像清晰为止。

4. 高倍镜观察

（1）在转换高倍镜观察前,应先将低倍镜下所观察的部分移至视野正中。

（2）在转换高倍镜时应缓慢细心。大多数显微镜可在低倍镜观察图像清晰基础上直接换成高倍镜,不需上升镜筒。但有些显微镜的高倍镜规格较长,则不能直接转换,应按以下方法操作:将镜筒升高后换高倍镜,用肉眼从显微镜侧面观察,将镜筒下降至镜头距标本约 2 ~ 3mm 的位置。

（3）缓慢前、后转动细调节器,至图像清晰为止。多数显微镜转换高倍镜后,仅稍稍调节细调节器就能得到清楚的图像。注意在用高倍镜观察时,不可用粗调节器调节,否则极易损坏镜头和标本。

（4）如视野不甚明亮,可再略上升聚光器或调整光栅。

（5）如反复调节细调节器仍得不到清楚的图像,此时应检查标本的盖玻片一面是否向上（如标本的盖玻片一面向下,则不能在高倍镜下观察清楚）。

（6）观察完毕时,务必先将高倍镜转换成低倍镜或升高镜筒之后,方可取下标本,否则同样易损坏镜头和标本。

（二）显微镜观察方法及维护

1. 显微镜观察方法　单筒镜用左眼观察,左手操纵粗细调节器调整焦距,右手控制推进尺、绘图或记录,右眼配合右手。双筒镜观察时应同时睁开双眼,记录时左手操纵调节焦距,右手控制推进尺、绘图或记录,左眼观察右侧目镜,右眼配合右手。

2. 显微镜维护

（1）搬动显微镜时,须一手持镜臂,另一手托镜座,切勿单手提镜,前后摆动,以致目镜或反光镜脱落坠地,造成损坏。

（2）显微镜须经常保持清洁。金属部分可用绸布擦净。镜头不洁时,只能用擦镜纸（向教师领用）,不可用其他物品代替,更不可用手指抹擦。

（3）细调节器不能代替粗调节器使用。

（4）观察液体标本时,载物台不可倾斜。

（5）显微镜使用后,须将物镜及时转离载物台中央的圆孔,将镜筒降至最低位置,并将显微镜放回原处或在原处盖好防尘套。

（6）若带电源灯光装置,则需关闭电源。

（7）显微镜属精密仪器,其所有部件均不得拆卸或互相调换。若发生故障应及时报告教师,不能自行拆卸或修理。

（三）组织学石蜡切片标本制备

石蜡切片标本制备的主要步骤如下:

1. 取材　取材是指从机体获取所观察的器官、组织及细胞的过程。取材的直径应小于 0.5cm 为宜,过大不利于固定。由于细胞本身所含的酶和细菌的作用,致使细胞和组织在离体或机体死亡后,可迅速发生自溶和解体。因此,取材后须尽快将其进行固定,以保存组织细胞内原有的结构和成分。

2. 固定　常用固定方法是用化学凝固剂,使组织和细胞的结构凝固沉淀而定形。常用的固定剂有甲醛、乙醇等。现有的任何化学固定剂并不能使细胞内所有的成分和结构均保持生活时原状。常用的固定剂主要是使蛋白质固定,而细胞内其他成分大多不能保存。由于固定及其他原因,组织细胞出现某些并非原有的结构,称人工假象。

3. 脱水　固定后的组织块仍含水分,故不能直接包埋。因而在包埋前须经乙醇脱水,常采用梯度脱水方法,即用 50% 的乙醇逐步过渡到 100% 的乙醇溶液。

4. 透明 脱水后的组织块,还需用可溶于包埋剂的溶剂浸透(透明)。常用的透明剂如二甲苯。

5. 包埋 目的是把组织包在较硬的物质中,便于切片。常用的包埋剂是石蜡或火棉胶。

6. 切片 在专用的切片机上进行。切片的厚度因需要而定,一般在 $4 \sim 7\mu m$ 左右。这样的切片甚薄,且与多数细胞的厚度接近,便于观察。

7. 染色 染色的目的是使组织和细胞的各种结构染上不同的颜色,形成反差便于观察。苏木精(hematoxylin)－伊红(eosin)染色法常称 H-E 染色。被碱性染料着色的结构,称嗜碱性,如细胞核被苏木精着色后呈紫蓝色;被酸性染料着色的结构,称嗜酸性,如细胞质被伊红着色后呈粉红色。

8. 封片 染色后的标本应用树胶予以封片,以便较长时期观察与保存。

(四)注意事项

镜下所见的结构常与理论内容不完全一致,其原因主要有下面几方面,也是学生观察标本时必须注意之处。

1. 人工假象的产生 由于制片中所用的固定液不同,细胞内保留的成分也不相同,故镜下所见的图像和生活状态时的结构并不完全相同,如脂肪细胞的脂滴不能保存时,则呈空泡状;不同组织间因脱水出现的空隙等,故观察标本时必须了解标本制备过程。

2. 形态与功能的关系 形态结构决定生理功能,两者密切相关。学习时要主动联系、反复思考、融会贯通。如巨噬细胞不规则的外形和胞质内大量溶酶体的结构特点,与其具有趋化性、游走性及吞噬溶解异物的功能相关联;由于内分泌细胞(腺)产生的激素需通过血液循环运输,因此内分泌器官中分布有丰富的毛细血管也就顺理成章。

3. 动态与静态的关系 我们所观察的切片标本是有机体生命活动过程中某一瞬间的静态图像,而生活状态下的组织细胞则处于动态变化之中。因此,学习时要将静态图像与实际动态变化相结合。

4. 平面与立体的关系 通常显微镜下所见组织切片标本中的图像都是组织细胞二维平面结构。某一物体从不同的视角观察,可得到不同的图形(球形除外),由于标本制作时切片的方向、角度的随机性,故切片标本中的组织细胞可因切面部位、方向、角度的不同而呈现不同的图像。肝小叶的立体结构为六角棱柱状,以其长轴纵切则呈长柱状,若以其长轴横切则成六角形;某一组织因切面部位不同,造成镜下有的细胞有细胞核,有的则没有细胞核。因此,观察切片标本时要将所见二维平面结构与实际三维立体结构相联系,逐步建立动态、虚拟的立体思维方式或概念,有利于实验内容与理论内容相吻合。

5. 理论与实践的关系 组织学与胚胎学是以描述为主的形态学科,在理论课学习的基础上,学生通过实验课自己动手观察、分析、比较切片标本,可有效加强理论内容的理解和记忆。故实验课是提高学生动手能力和培养发现问题、分析问题和解决问题能力的重要环节,学生学习时应充分重视实验课的重要性,以达到理论、实践全面收获的教学效果。

(五)实验室要求

参加实验课的学生必须遵守实验室各项规章制度,爱护公物,损坏赔偿,注意卫生,按时完成作业等。

三、思考题

1. 低倍镜及高倍镜的使用操作方法及注意事项。

2. 何谓人工假象?

3. 组织学石蜡切片标本制备的主要流程。

(刘黎青)

第二章 上皮组织

一、实验目的

1. 掌握单层柱状上皮、假复层纤毛柱状上皮、复层扁平上皮的形态结构特点。

2. 熟悉单层扁平上皮、单层立方上皮、变移上皮的结构特点。

3. 了解微绒毛、基膜的分布、结构及功能。

二、实验内容

（一）单层柱状上皮

取材于小肠，石蜡切片，H-E 染色。

1. 肉眼观察 切片为长条状，呈蓝紫色部分的一面为小肠腔面的黏膜部分，其余呈粉红色部分为小肠壁的其他组织。

2. 低倍镜观察 小肠黏膜伸出许多较长的指状突起，为小肠绒毛。绒毛表面为单层柱形上皮，但切片中常见有多层细胞排成复层的形状，这是上皮的斜切面或是绒毛的横切面所致（图 2 - 1）。选择切面比较规则、排列整齐的部位后，换高倍镜观察。

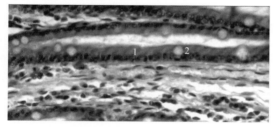

图 2 - 1 单层柱状上皮（低倍）

1. 柱状细胞 2. 杯形细胞

3. 高倍镜观察

（1）柱状细胞 细胞排列紧密，每个柱状细胞高度大于宽度。核椭圆形，位于细胞近基底部分。细胞的游离面有一红色线条结构，即为纹状缘。视野稍暗时，纹状缘显示更清晰。

（2）杯形细胞 杯形细胞位于柱状细胞之间。细胞顶部膨大椭圆形，染色浅似空泡状，这是因为杯形细胞产生的分泌颗粒经制片时溶解所致。底部较细窄的部分可见深染的胞核，胞核因顶部分泌颗粒的挤压而呈三角或半圆形（图 2 - 2）。

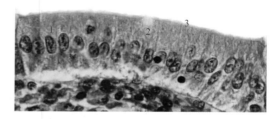

图 2 - 2 单层柱状上皮（小肠黏膜，低倍）

1. 柱状细胞 2. 杯形细胞 3. 纹状缘

（二）单层扁平上皮

取材于小肠、脾，石蜡切片，H-E 染色。

1. 肉眼观察 注意观察小肠壁的外表面或脾被膜的外表。可观察到单层扁平上皮侧面观。

2. 低倍镜观察 小肠壁或脾被膜的外表面有一层呈蓝色、排列整齐的细胞核（图 2 - 3），即单层扁平上皮的细胞核。

3. 高倍镜观察 可见细胞核呈扁椭圆形，呈蓝紫色，核周围有少量细胞质。细胞界限不清楚（图 2 - 4）。

（三）单层立方上皮

取材于甲状腺，石蜡切片，H-E 染色。详见第 54 页。

1. 肉眼观察 表面为被膜，其内可见大量红染的小团块，即甲状腺滤泡。

2. 低倍镜观察 表面有粉红色薄层结缔

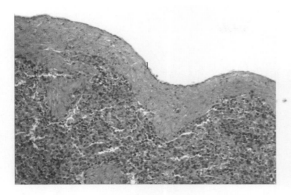

图2-3 单层扁平上皮(脾被膜,低倍)
1.单层扁平上皮

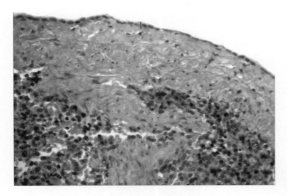

图2-4 单层扁平上皮(脾被膜,高倍)
1.单层扁平上皮

组织被膜,切片内部可见许多大小不等的甲状腺滤泡,呈圆或不规则形,由单层立方上皮包绕红染的胶质构成(图14-1),滤泡间有结缔组织及血管。

(四)假复层纤毛柱状上皮

取材于气管,石蜡切片,H-E染色。

1. **肉眼观察** 标本为气管横断面,中央为管腔,腔面呈蓝紫色的为假复层纤毛柱状上皮。

2. **低倍镜观察** 假复层纤毛柱状上皮表面和基底面均较整齐,但核的位置高低不一(图2-5)。

3. **高倍镜观察** 分辨假复层纤毛柱状上皮的三种细胞。①柱状细胞:细胞顶部较宽而基底部较窄,表面有排列整齐的纤毛。核卵圆

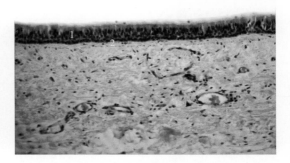

图2-5 假复层纤毛柱状上皮(低倍)
1.假复层纤毛柱状上皮 2.基膜

形,呈蓝紫色,位于细胞下1/3处。②梭形细胞:细胞为梭形。核较细长,但较柱状细胞的核小,染色较深,位于细胞中间部。③基底细胞:锥体形,位于上皮基部,体积小,细胞顶部不能到达腔面。核圆形,较小,染色较深,位于细胞基底部。④基膜:上皮基部可见呈粉红色的薄膜即基膜(图2-6)。

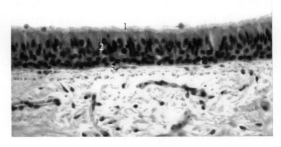

图2-6 假复层纤毛柱状上皮(高倍)
1.纤毛 2.细胞核 3.基膜

(五)复层扁平上皮

取材于食道,石蜡切片,H-E染色。

1. **肉眼观察** 切片为食道的横断面,中央为管腔,腔面起伏不平。邻近腔面呈蓝紫色部分为复层扁平上皮。

2. **低倍镜观察** 复层扁平上皮由多层细胞组成,各层细胞的形态不同,但细胞的形态变化是逐渐的,无截然分界。上皮的基底面起伏不平,基膜不易看清。结缔组织呈乳头状突入

上皮(图2-7)。

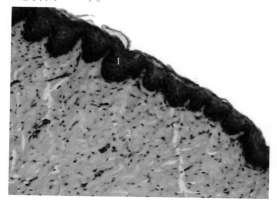

图2-7 复层扁平上皮(低倍)
1. 复层扁皮上皮 2. 结缔组织

3. 高倍镜观察 基膜位于上皮与结缔组织交界处,不甚清楚。由上皮的基底面开始,从深层向腔面观察各层细胞的形态。①基底层:在基膜上的一层细胞,界限不甚清楚,细胞体积较小,为立方形或矮柱状。胞质染色较深。核椭圆形,有的可见分裂象。②多边形细胞层:由数层多边形细胞组成。细胞体积逐渐变大,细胞分界比较清楚。核为圆形。③梭形细胞层:由数层梭形细胞组成。细胞形状较多边形细胞为扁,是由多边形细胞逐渐演变而来。④扁平细胞层:位于上皮的最表面,为数层扁平细胞组成。细胞界限不清。核扁平,较小,染色也较深。最表层的细胞有时可脱落(图2-8)。

（六）变移上皮

取材于膀胱,石蜡切片,H-E 染色。

1. 肉眼观察 膀胱壁较薄的为膀胱充盈状态,较厚的为膀胱空虚状态。

2. 低倍镜观察 充盈状态的膀胱上皮较平整,层次较少,空虚状态的膀胱上皮不整齐,层次较多。

3. 高倍镜观察 由于制片原因,变移上皮的几层细胞不易在同一处看清,所以应多找几处部位观察。①基底层:位于上皮最基部的一层细胞,细胞轮廓不清,仅见蓝紫色圆形核。②

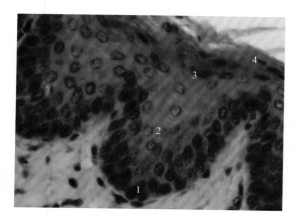

图2-8 复层扁平上皮(高倍)
1. 基底层 2. 多边形细胞层
3. 梭形细胞层 4. 扁平细胞层

中层:在细胞层次多的地方,可见在基底层之上有数层多边形细胞(找清楚部位观察)。③浅层:上皮表层的细胞体形较大,呈倒梨状称壳细胞,部分壳细胞内可见双核,胞质嗜酸性,着色较深(图2-9)。

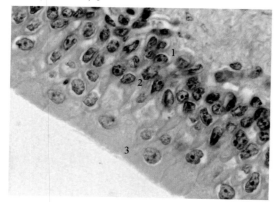

图2-9 变移上皮空虚状态(高倍)
1. 浅层(壳细胞) 2. 中层 3. 基底层

三、示教内容

（一）单层扁平上皮表面观

取材于肠系膜,镀银染色。

高倍镜观察 细胞呈多边形,细胞间被黑色波纹状线条所分隔。细胞中央卵圆形明亮区为未着色的细胞核(见配套主教材图2-2)。

（二）肝细胞、小肠柱状上皮 PAS 反应

方法：利用组织化学的过碘酸 – Schiff（PAS）反应。"过碘酸"是一种氧化剂，它能使多糖、黏多糖类物质的 1,2 乙二醇基（CHOH—CHOH）氧化，产生二醛基（CHO·CHO）。二醛基与 Schiff 试剂内的无色品红相结合，则形成紫红色的反应物而沉淀。因此，凡有 1,2（糖类）乙二醇基的物质即能显示出阳性反应。

高倍镜观察

1. 肝糖原 PAS 反应　肝细胞体积大，呈多边形，细胞质 PAS 反应呈紫红色（图 2 – 10）。

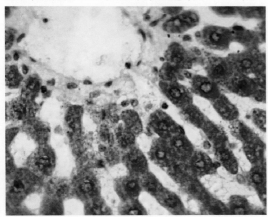

图 2 – 10　肝糖原 PAS 反应

2. 小肠柱状上皮 PAS 反应

（1）杯形细胞　位于柱状细胞之间，形似高脚的酒杯状，细胞的膨大部分含分泌物，PAS 反应呈紫红色（图 2 – 11）。细胞的基部较窄，可见细胞核，苏木精复染后呈蓝紫色。

（2）纹状缘　被覆在上皮细胞的表面，均匀一致的线条状，呈 PAS 阳性反应的紫红色膜状结构。

（3）基膜　位于上皮细胞的基部与结缔组织交界处，染浅紫红色的薄膜。

（三）腺上皮和腺泡

本片为石蜡切片，H-E 染色。

低倍镜观察　位于气管黏膜下层的结缔组织中，可见许多圆形泡状结构称腺泡，每个腺泡由一层锥体形细胞（腺上皮）围成。腺上皮胞

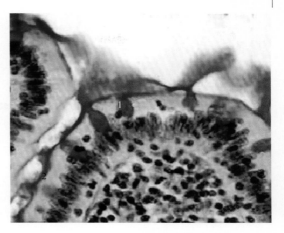

图 2 – 11　小肠柱状上皮 PAS 反应
1. 杯形细胞　2. 纹状缘

质着色较红，核圆形，位于细胞近基部的称浆液性腺上皮，由此细胞围成的腺泡称浆液性腺泡。腺上皮胞质着色较浅红，核扁圆形，位于细胞基部的称黏液性腺上皮。由此细胞围成的腺泡称黏液性腺泡。

两种腺上皮共同组成的腺泡称混合性腺泡。可参考图 9 – 17。

四、电镜图片

（一）微绒毛

见配套主教材图 2 – 14。

（二）细胞连接

见配套主教材图 2 – 16、图 2 – 17。

（三）基膜

见配套主教材图 2 – 18、图 2 – 20。

五、思考题

1. 从上皮细胞的形态、排列方式思考被覆上皮的命名原则。

2. 举例说明被覆上皮的形态结构与功能之间的关系。

3. 上皮细胞的特殊结构有哪些？其结构、功能如何？

（葛钢锋）

第三章　结缔组织

结缔组织在体内分布广泛,包括固有结缔组织、软骨组织、骨组织、血液。

第一节　固有结缔组织

一、实验目的

1. 掌握疏松结缔组织中的两种纤维(胶原纤维和弹性纤维)和两种细胞(成纤维细胞和巨噬细胞)的形态特点。

2. 熟悉肥大细胞和浆细胞的形态特点。

3. 了解致密结缔组织的形态特点。

二、实验内容

(一)疏松结缔组织

取材于鼠腹腔肠系膜铺片,注射台盼蓝,数日后取材,混合染色。

1. 低倍镜观察　选取铺片较薄处观察,可见许多很细的纤维交织成网,有深染的细胞分散于网眼中(图3－1)。选择其中细胞分布较多的区域移动至视野正中,换高倍镜观察。

2. 高倍镜观察　分辨两种纤维(胶原纤维和弹性纤维)和四种细胞(成纤维细胞、巨噬细胞、肥大细胞、浆细胞)的形态特点(图3－2)。

(1)胶原纤维(白纤维)　数量最多,嗜酸性,染成粉红色,较粗大,有分支相互交织成网,但不易分辨。

(2)弹性纤维(黄纤维)　数量较少,染成紫色或棕褐色,比胶原纤维细,多为单根走行,断端常卷曲,可有分支交织成网。

(3)成纤维细胞　常附着在胶原纤维上,细胞扁平不规则,有突起,胞质较丰富,呈弱嗜碱性,胞核较大,长卵圆形,着色浅,核仁明显。

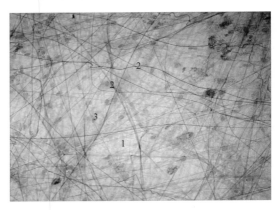

图3－1　疏松结缔组织铺片(低倍)
1.基质　2.纤维　3.细胞

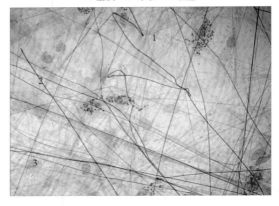

图3－2　疏松结缔组织的细胞(高倍)
1.胶原纤维　2.弹性纤维　3.成纤维细胞　4.巨噬细胞

(4)巨噬细胞　细胞形态随功能而改变,不规则形,少数呈圆形或卵圆形;胞核较小,卵圆形或肾形,多为偏心位,着色深,核仁不明显;胞质丰富,嗜酸性,内含有其吞噬的大小不等、分布不均的蓝色台盼蓝颗粒(空泡和异物颗粒)。

(5)肥大细胞　细胞形态呈圆形或卵圆

形;细胞核小,圆形或卵圆形,多位于中央,染色质多分布在核的边缘;胞质中充满紫色的嗜碱性颗粒,颗粒大小相等,分布均匀。

(6)浆细胞 呈卵圆形或圆形,胞质丰富,呈嗜碱性,核旁有一浅染区。核圆,多偏居细胞一侧,异染色质粗,多分布于核膜处,呈车轮状。

(二)致密结缔组织

取材于指皮,H-E 染色。

1. 肉眼观察 标本一侧边缘染色较深的是表皮,由角化的复层扁平上皮构成。其深面染色较淡的是真皮,由不规则致密结缔组织构成。取两种结构交界处观察。

2. 低倍镜观察 表皮染色较深,细胞密集。其深面的真皮染色较淡,可看到粗大的胶原纤维,染成粉红色,纤维之间含少量深染的细胞(图 3-3)。选择真皮中细胞分布较多的区域移动至视野正中,换高倍镜观察。

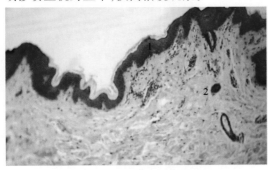

图 3-3 致密结缔组织(低倍)
1.表皮 2.真皮

3. 高倍镜观察 真皮内的胶原纤维彼此交织成致密的板层结构,在胶原纤维之间有少量成纤维细胞(图 3-4)。

对比疏松结缔组织铺片,比较两种结缔组织的纤维的粗细及其多少,细胞数量的多少。

三、示教内容

(一)胶原纤维

见配套主教材图 3-9。

(二)脂肪组织

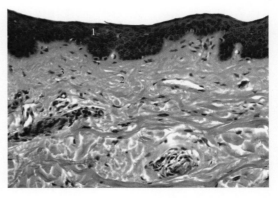

图 3-4 致密结缔组织(高倍)
1.角化的复层扁平上皮 2.胶原纤维 3.成纤维细胞

见配套主教材图 3-13、图 3-14。

(三)网状组织

见配套主教材图 3-15。

四、思考题

1. 结缔组织有哪些共同特点?与上皮组织相比有何不同?

2. 疏松结缔组织由哪些成分组成?

3. 对比疏松结缔组织和致密结缔组织的异同。

(杨恩彬)

第二节 软骨和骨

一、实验目的

1. 熟悉透明软骨的构造。

2. 了解长骨的组织结构和骨密质的结构。

3. 了解膜性骨发生的过程以及成骨细胞、破骨细胞的形态结构。

二、实验内容

(一)透明软骨

取材于人气管横切面,H-E 染色。

1. 肉眼观察 气管横切面呈圆环状,其中淡灰蓝色的半环状结构即为透明软骨环。

2. 低倍镜观察　先找到气管内染成蓝色的透明软骨。

（1）软骨膜　包在软骨周围的致密结缔组织,染成粉红色。软骨膜分内外两层,外层纤维多细胞少;内层则细胞多,并可产生幼稚的软骨细胞(见配套主教材图3－16)。

（2）透明软骨　其基质由于硫酸软骨素等的含量多而呈嗜碱性,故被染成蓝色。染成粉红色的是胶原纤维,由于蛋白质含量多,故为嗜酸性。基质内可见:①软骨细胞:位于基质的陷窝内。生活状态时整个陷窝为软骨细胞所填充,由于在标本制作过程中细胞收缩,故标本中常见细胞与陷窝之间有裂隙。靠近软骨膜的幼稚软骨细胞呈长梭形,多平行于软骨膜的表面,并且单独存在。软骨中央部位的成熟软骨细胞呈圆形或椭圆形,成组排列,每组有数个细胞,这是软骨细胞分裂产生的同源细胞群。②软骨囊:在软骨细胞外面包围着富含硫酸软骨素的软骨基质,呈强嗜碱性(图3－5)。

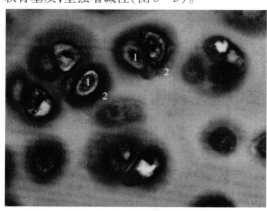

图3－5　透明软骨(高倍)
1. 软骨细胞　2. 软骨囊

3. 高倍镜观察　可见软骨深层的软骨细胞一般呈圆形或椭圆形,核圆形位于中央。胞质弱嗜碱性(图3－5)。

（二）长骨

取材于人长骨的横断面(将骨干的横断面骨片,磨成薄片即骨磨片),特殊染色,用此方法制作的标本看不到骨细胞和有机成分。

1. 肉眼观察　骨磨片呈弧形,弧度大的一面为骨的外表面,相对的一面为骨髓腔面。

2. 低倍镜观察

（1）外环骨板　位于骨的外表面。可见与骨表面平行排列的外环骨板,骨板间的骨陷窝被颜料所填充。

（2）内环骨板　位于骨髓腔表面排列的骨板,不甚规则,骨板间可见骨陷窝。有的内环骨板被磨掉出现缺损。

（3）哈弗系统　亦称骨单位。位于内、外环骨板之间。哈弗骨板呈同心圆状排列,骨板间有骨陷窝,哈弗骨板中央有中央管,称哈弗管。常见两个中央管之间有交通支相连(穿通管或福克曼管)。

（4）间骨板　位于哈弗系统间,呈不规则形,为陈旧的或是被吸收后的残余骨板,无中央管(图3－6)。

3. 高倍镜观察

（1）骨陷窝　沿骨板长轴排列的小窝。为骨细胞所在之处,其内被颜料填充(图3－6)。

（2）骨小管　与骨陷窝相连的许多细小管道,为骨细胞突起所在之处,其内填充颜料(图3－6)。

（三）膜内成骨

取材于胎儿指骨或顶骨,H-E染色。

1. 低倍镜观察

（1）骨膜　在标本两侧,为致密的结缔组织。

（2）新生骨片　大小不等,形态不一,着色较红,可见表面有成行排列的染成蓝色的成骨细胞。

2. 高倍镜观察

（1）成骨细胞　成行排列于骨片表面,细胞呈矮柱状或扁平状和椭圆形,胞质嗜碱性。

（2）破骨细胞　位于新生骨片的边缘,可见形态不规则、体积很大的多核细胞,胞质强嗜碱性。

（3）骨细胞　位于骨片中的骨陷窝内,细胞表

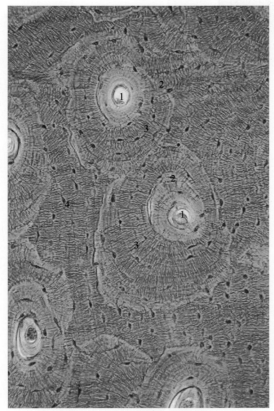

图 3 – 6　骨磨片(特殊染色,高倍)
1.哈弗管　2.骨陷窝　3.哈弗骨板　4.间骨板

面有突起,细胞核和胞质不易分清,胞质嗜酸性。

三、示教内容

弹性软骨

见配套主教材图 3 – 19。

四、思考题

1. 软骨有哪三种? 三者的主要区别是什么? 各分布在何处?

2. 软骨基质为何呈强嗜碱性? 其组成成分是什么?

3. 何为骨单位、骨陷窝、骨小管?

4. 叙述骨密质的骨板排列方式。

(陈彦文)

第三节　血液

一、实验目的

1. 掌握各种血细胞的形态结构特点。

2. 熟悉血涂片制作过程。

3. 了解血细胞发生中形态结构变化的一般规律。

4. 了解血涂片的制作方法。

二、实验内容

血涂片

取材于人的外周血,瑞特(wright)染色。

制片方法:消毒后,用采血针刺破耳垂或指尖,取一张洁净的载玻片,在一端蘸取少量血液,置于另一张载玻片上呈 45°角均匀推成一薄膜即可。待血涂片干燥后,用特种铅笔画出两条平行线。在两线之间滴加瑞特(wright)染液,染 1 ~ 2 分钟后,滴加等量蒸馏水或缓冲液与染液混合,再染 5 ~ 15 分钟,水洗至粉红色,待干燥后透明封固,即可观察。若时间或条件不允许,可用现有标本观察。

1. **肉眼观察**　标本呈红色均匀的薄膜状。

2. **低倍镜观察**　视野中可见大量粉红色或橘黄色、无核的成熟红细胞,其间散布着体积较大、核被染成紫蓝色的白细胞(图 3 – 7)。选择细胞分布均匀且白细胞较多的部位换高倍镜和油镜观察。

3. **高倍镜和油镜观察**　根据主要特点辨认各种血细胞及血小板。

(1)红细胞　数量最多,胞体小而圆,无细胞核,呈粉红色,中央比周围着色浅(图 3 – 8)。

(2)白细胞　数量少,在血涂片上分布不均,体积大的白细胞多分布在血涂片的两侧和尾部。移动标本,寻找各种白细胞进行观察。

①中性粒细胞:数量较多,体积比红细胞大,呈圆形;核染成蓝紫色,呈弯曲杆状核或

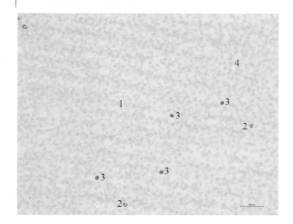

图3-7　血涂片(低倍)
1.红细胞　2.中性粒细胞　3.淋巴细胞　4.血小板

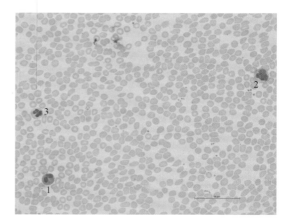

图3-9　嗜酸性粒细胞与单核细胞(高倍)
1.嗜酸性粒细胞　2.单核细胞　3.中性粒细胞

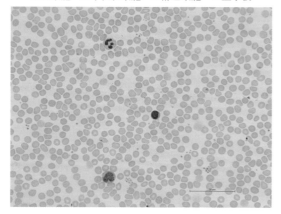

图3-8　中性粒细胞与单核细胞(高倍)
1.中性粒细胞　2.单核细胞　3.血小板　4.红细胞

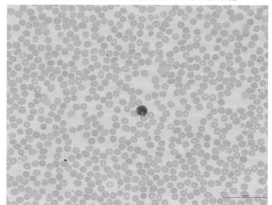

图3-10　嗜碱性粒细胞(高倍)

2~5叶分叶核,叶间有缩窄部相连;胞质呈浅粉红色,含有许多细小、分布均匀的浅紫色颗粒(图3-8、图3-9)。

②嗜酸性粒细胞:数量较少,体积比中性粒细胞略大;核浅紫色,通常分为卵圆形的2叶核;胞质中充满粗大、分布均匀的亮橘红色嗜酸性颗粒(图3-9)。

③嗜碱性粒细胞:数量很少,在血涂片上不易找到。胞体大小似中性粒细胞;核不规则,染成浅紫色,常被嗜碱性颗粒掩盖;胞质内含有大小不等、分布不均、染成蓝紫色的嗜碱性颗粒(图3-10)。

④淋巴细胞:数量较多,胞体大小不等,以小淋巴细胞居多,大小似红细胞;核圆,着色深,一侧常有浅凹;胞质少,着天蓝色。中淋巴细胞体积略大,比中性粒细胞小,胞质较多,形态与小淋巴细胞相似(图3-8)。

⑤单核细胞:数量少,体积最大,圆形或卵圆形;核呈肾形、马蹄铁形或不规则形,染色较浅;胞质丰富,呈灰蓝色,含许多细小的紫色嗜天青颗粒(图3-8、图3-9)。

(3)血小板　体积最小,成群或散在分布于血细胞之间,呈形状不规则的小体(图3-

7);血小板中央染色深,因含有细小的颗粒染为紫蓝色,其周边着浅蓝色(图3-8)。

三、示教内容

(一)网织红细胞

见配套主教材图3-32。

(二)血细胞发生

(三)骨髓涂片

四、思考题

1. 红细胞的形态结构特点及功能。

2. 各种白细胞的形态结构特征与生理功能。

3. 血细胞发生过程中形态变化的一般规律。

4. 红细胞和粒细胞在各发育阶段的形态结构特征。

(刘向国)

第四章 肌 组 织

一、实验目的

1. 掌握骨骼肌、心肌的形态结构。
2. 熟悉骨骼肌、心肌及平滑肌的区别。
3. 了解平滑肌的形态结构。

二、实验内容

（一）骨骼肌

取材于大鼠气管两旁的条形骨骼肌，H-E染色。

1. 肉眼观察 切片上有两块标本，长条形的为纵切面，椭圆形的为横切面。

2. 纵切面观

（1）低倍镜观察 骨骼肌纤维呈长圆柱形，相互平行排列聚集成束。横纹隐约可见（图4-1）。

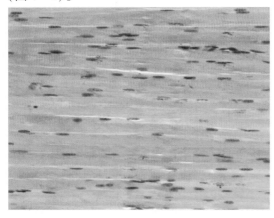

图 4-1 骨骼肌纵切面（低倍）

（2）高倍镜观察 每条肌纤维的两边染色较深为肌膜（实际上并非单一的肌膜，还包括外面紧密贴附的基膜）。肌膜下有许多椭圆形或长形的核纵行排列，注意与周围结缔组织细胞核相区别（适当放低聚光器，将视野调暗）。肌原纤维沿肌纤维长轴平行排列，相邻肌原纤维的明带、暗带相互重叠，使整条骨骼肌纤维显出着色深浅不同的横纹（图4-2）。暗带为深红色，明带着色浅，明带中央有一条细线为Z线。

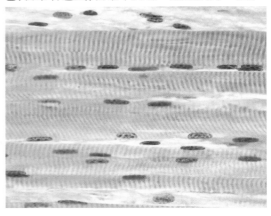

图 4-2 骨骼肌纵切面（高倍）

3. 横切面观

（1）低倍镜观察 标本为骨骼肌的横切面（图4-3），表面有致密结缔组织包绕为肌外膜

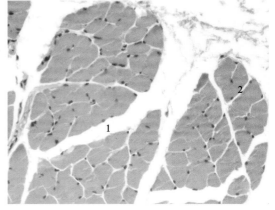

图 4-3 骨骼肌横切面（低倍）
1. 肌束膜 2. 肌内膜

（即深筋膜）；它伸入肌肉内，包裹着许多肌纤维为肌束膜；每条肌纤维周围有薄层结缔组织为肌内膜（不易分辨）。

（2）高倍镜观察　肌纤维呈多边形（制片所致），肌膜下有数个细胞核，呈圆形或卵圆形，肌纤维内有许多红色点状的肌原纤维，肌原纤维之间为肌浆，呈浅粉色（图4－4）。

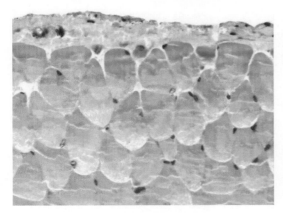

图4－4　骨骼肌横切面（高倍）

（二）心肌

取材于羊的心肌组织，纵切面，碘酸钠苏木精块染。

1. 肉眼观察　为一块紫蓝色的组织。

2. 低倍镜观察结合高倍镜观察　心肌纤维分支联合成网，细胞核呈椭圆形位于肌纤维的中央，着色较浅，可见双核。横纹不如骨骼肌明显。相邻心肌细胞相连处有闰盘，一般呈线条状或阶梯状，染色较深（图4－5）。

（三）平滑肌

取材于猫的十二指肠，横切面，H-E 染色。

1. 肉眼观察　肠壁外染色最红的部分为肌层。

2. 低倍镜观察　可分为内环外纵的两层平滑肌，内层平滑肌为平滑肌纤维的纵切面，平滑肌纤维呈长梭形，外层平滑肌为平滑肌纤维的横切面，平滑肌纤维呈大小不一圆点形（图4－6）。

3. 高倍镜观察　纵切面的平滑肌细胞为梭形（图4－7），相邻的肌纤维彼此交错相互嵌

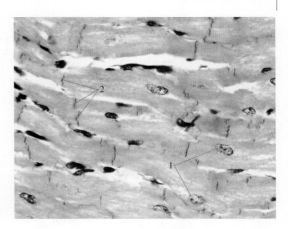

图4－5　心肌纵切面（高倍）
1. 心肌细胞核　2. 闰盘

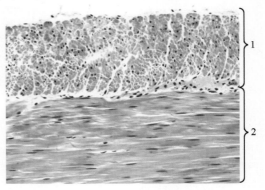

图4－6　十二指肠平滑肌（低倍）
1. 横切面　2. 纵切面

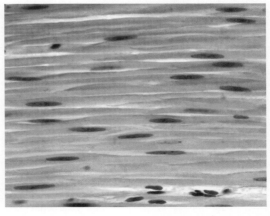

图4－7　平滑肌纵切面（高倍）

合，胞质嗜酸性。核为长杆状，位于细胞的中

央,横切面平滑肌纤维大小不等(图4－8),呈圆形或多边形,若为肌纤维中央断面,中央可见核,否则肌纤维内看不到细胞核。

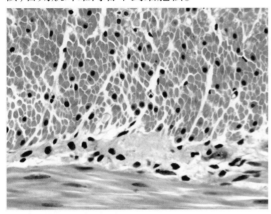

图4－8 十二指肠平滑肌横切面(高倍)

三、电镜图片

(一)心肌
见配套主教材图4－11。

(二)闰盘
见配套主教材图4－12。

四、思考题

1. 在纵切面及横切面上如何区分骨骼肌与心肌?

2. 在电镜下闰盘可见哪些细胞连接,有何功能意义?

(高书亮)

第五章　神经组织

一、实验目的

1. 掌握神经元在光学显微镜下的形态结构特点。

2. 熟悉有髓神经纤维在光学显微镜下的形态结构特点。

3. 了解神经末梢的分类以及在光学显微镜下的形态结构特点。

4. 了解神经胶质细胞的分类以及在光学显微镜下的形态结构特点。

二、实验内容

(一)多极神经元

取材于猫脊髓横断面,H-E染色。

1. **肉眼观察**　标本外形似椭圆,中央染色深、呈蝴蝶形的结构为脊髓灰质,周围色浅的部分为脊髓白质。灰质前角较粗短,后角较细长。

2. **低倍镜观察**　在脊髓横切片中(图5-1),白质部分可见大量的有髓神经纤维的横断面。脊髓灰质的中央有中央管,在脊髓灰质前角内可见许多体积较大的多极神经元。

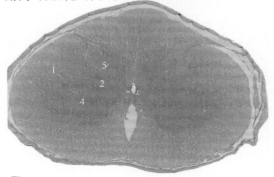

图5-1　脊髓横切面(低倍)

1.白质　2.灰质　3.中央管　4.前角　5.后角

3. **高倍镜观察**　多极神经元细胞体积大,形态不规则,胞体周围的突起因切片关系数量多少不等。核大而圆,染色浅,核仁明显,染色深。细胞质内可见许多大小不等的斑块状嗜碱性物质,为尼氏体(嗜染质)。在一些神经元中可看到轴丘,此区域着色较浅,无尼氏体分布。在神经元的周围有圆形着紫蓝色的细胞核为神经胶质细胞的细胞核(图5-2)。

(二)多极神经元(特殊染色)

取材于猫脊髓横切面,镀银染色(见配套主教材图5-6)。

(三)有髓神经纤维

取材于猫的坐骨神经,H-E染色。

1. **肉眼观察**　整片呈粉红色,长条状的为纵切面,呈块状的为横切面。

2. **低倍镜观察**　在纵切面上,密集排列的紫红色细条状结构即为有髓神经纤维。在横切面上,可见神经纤维聚合成束,以及由结缔组织形成的神经外膜、神经束膜和神经内膜。

3. **高倍镜观察**

(1)纵切面　神经纤维中央的一条紫红色线条为轴突,包在轴突之外的空白区域为髓鞘,髓鞘的边缘为紫红色的薄膜,即神经膜,膜中可见施万细胞的细胞核。郎飞结处无髓鞘,轴膜裸露(图5-3,见配套主教材图5-17)。

(2)横切面　有髓神经纤维的横切面呈圆形,中央紫红色点状结构是轴突,其周围染色浅,为髓鞘,最外层染为紫红色的是神经膜。

(四)触觉小体

取材于人手指皮肤,H-E染色。

1. **肉眼观察**　切片表面染色深处是皮肤的表皮,表皮深面染色浅处是真皮。

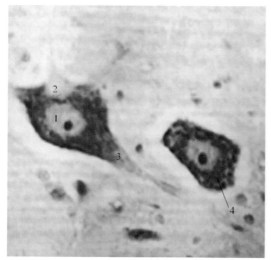

A．HE染色

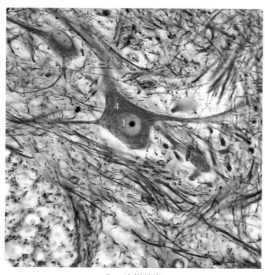

B．镀银染色

图 5 - 2　脊髓前脚多极运动神经元（高倍）

1.细胞核　2.轴突　3.树突　4.尼氏体

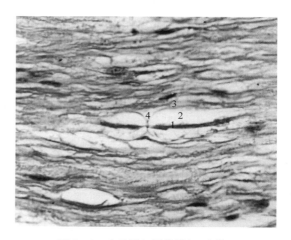

图 5 - 3　有髓神经纤维纵切（高倍）

1.轴突　2.髓鞘　3.神经膜　4.郎飞结

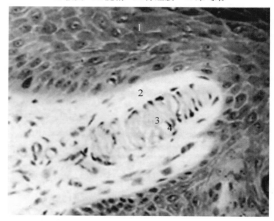

图 5 - 4　触觉小体（高倍）

1.表皮　2.真皮乳头　3.触觉小体　4.触觉细胞

2. 低倍镜观察　表皮与真皮交界处凹凸不平，突入到表皮内的结缔组织称真皮乳头，有的乳头内可见深染的触觉小体（见配套主教材图 5 - 25）。

3. 高倍镜观察　触觉小体外观似椭圆形（图 5 - 4），内有数层横向排列的扁平细胞为触觉细胞，外包裹结缔组织被囊。

（五）环层小体

取材于人手指皮肤，H-E 染色。

1. 肉眼观察　切片表面染色深处是皮肤的表皮，表皮深面染色浅处是真皮，环层小体位于真皮深部。

2. 低倍镜观察　在真皮深部的结缔组织内，可见体积较大的呈同心圆排列的椭圆形小体，为环层小体。

3. 高倍镜观察　可见环层小体中央有染成红色的均质状结构，为圆柱体的横断面，周围有许多层呈同心圆状排列的结缔组织被囊，由纤维和扁平细胞组成（图 5 - 5）。

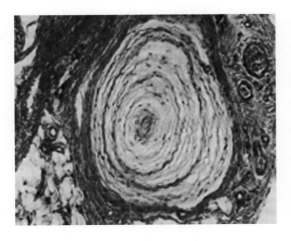

图 5 - 5　环层小体(高倍)

(六)运动终板

取材于猫肋间肌,氯化金染色。

1. 低倍镜观察　骨骼肌纤维染成红色,神经纤维染成黑色。神经纤维末端分支成爪状,附着于骨骼肌纤维表面,构成运动终板(见配套主教材图 5 - 28)。

2. 高倍镜观察　可见几条纵行的红染的骨骼肌纤维,黑色的神经纤维先失去髓鞘,再分支成细爪状,其末端形成足板状膨大附着于肌膜之上(图 5 - 6)。

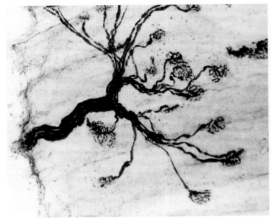

图 5 - 6　运动终板(高倍)

(七)神经胶质细胞

取材于大脑,镀银染色。

1. 肉眼观察　表面着色深为皮质,深面着色浅为髓质。

2. 低倍镜观察　在皮质和髓质内寻找几种神经胶质细胞。

3. 高倍镜观察

(1)原浆性星形胶质细胞　多位于皮质内,突起粗而短,数量多,分支也多(图 5 - 7)。

(2)纤维性星形胶质细胞　多分布在髓质内的血管周围,突起细长,数目较少,分支少,表面光滑,有的突起末端附着在血管壁上,呈足板状膨大(图 5 - 7)。

(3)少突胶质细胞　细胞体积小,突起数目少,分支不多,常呈串珠状(图 5 - 7)。

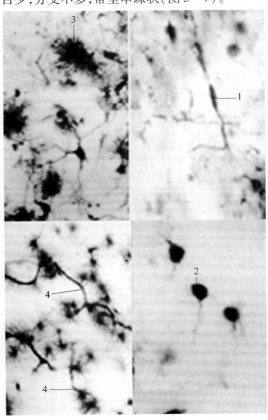

图 5 - 7　胶质细胞(高倍)

1. 小胶质细胞　2. 少突胶质细胞

3. 原浆性星形胶质细胞　4. 纤维性星形胶质细胞

（4）小胶质细胞　胞体呈梭形，突起较少，但表面有许多小棘（图5-7）。

三、思考题

1. 如何区分脊髓前角和后角？
2. 绘图说明神经元的形态结构特点。
3. 神经元内尼氏体、神经原纤维的形态和分布。
4. 神经纤维的种类和有髓神经纤维的结构特点。
5. 神经末梢的分类、分布与功能。
6. 神经胶质细胞的类型、形态与分布。

（刘建春）

第六章　神经系统

一、实验目的

1. 熟悉大脑皮质、小脑皮质和脊髓的组织结构。

2. 观察神经节的结构，区分脊神经节和交感神经节的结构。

二、实验内容

(一)脊神经节

取材于兔脊神经节,H-E 染色。

1. **肉眼观察**　切片呈粉红色条状,椭圆形膨大部分为脊神经节。

2. **低倍镜观察**　脊神经节表面包裹着一层染色深的致密结缔组织被膜,节内见束状排列的有髓神经纤维将节细胞及其周围的神经节胶质细胞分隔成群(见配套主教材图 6 - 1A)。

3. **高倍镜观察**

(1)感觉神经节细胞　胞体呈圆形,大小不等,成群分布。核圆形,居中央,核膜明显,核浅染,核仁清楚;胞质嗜酸性,胞质中含有大量染为紫蓝色的细小颗粒即尼氏体。突起仅一条,常被切断而不易见到。

(2)卫星细胞　每个节细胞胞体周围均可见有一层呈扁平状的小细胞,即卫星细胞,其胞核小,圆或卵圆形,染色深,胞质少呈红色线状。有的节细胞与卫星细胞之间出现裂隙,可能为细胞收缩所致(见配套主教材图 6 - 1B)。

(二)交感神经节

取材于交感神经节,H-E 染色。

1. **肉眼观察**　椭圆形的组织即为交感神经节的断面。

2. **低倍镜观察**　注意与脊神经节相区别。

交感神经节表面被覆着一层染色深的致密结缔组织被膜,被膜伸入节内构成支架,在其中散在分布着大量的交感神经节细胞,节细胞间可见成束平行排列的神经纤维。

3. **高倍镜观察**

(1)交感神经节细胞(见配套主教材图 6 - 2)为多极神经元,散在分布于神经纤维之间,胞体较小,由于切面关系,突起不能完全被切到,所以见到的细胞是多边形或圆形的。胞核圆或椭圆形,常为偏心位,染色浅,核仁明显;颗粒状的尼氏体均匀分布于核周胞质内。

(2)卫星细胞　交感神经节细胞周围可见有卫星细胞包绕,数量较少。卫星细胞的核呈圆形,染色深,不完全地包裹节细胞体。节内的神经纤维多为无髓神经纤维。

(三)脊髓

本片为脊髓横切面,H-E 染色。

1. **肉眼观察**　脊髓横切面呈椭圆形,在中央可看到呈"H"形染色较深的结构,即为脊髓灰质。包围在灰质周围染色浅的部分为白质,是神经纤维集中的部位(图 5 - 1)。

2. **低倍镜观察**　脊髓外周包有结缔组织被膜,在脊髓的中央可见中央管。脊髓的周边为浅染的白质,中央是呈蝶形而深染的灰质(图 6 - 1)。灰质腹侧的两个角比较宽大,为前角;背侧的两个角比较细长,为后角。

(1)白质　位于脊髓的周边,染色浅,可见大量有髓神经纤维的横断面。

(2)灰质　重点观察前角,前角可见深染的、大小不等的神经元胞体及突起,还可见较多的神经胶质细胞和无髓神经纤维。体积较大的多角形细胞为前角运动神经元,单个或成群分

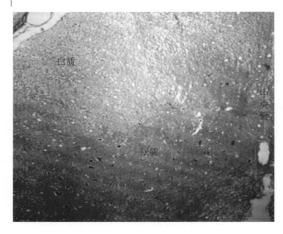

图 6-1 脊髓（低倍）

布。选择突起较多并切到胞核的神经元置于高倍镜下仔细观察。

3. 高倍镜观察 灰质前角内的运动神经元均为多极神经元，选择突起较多并切到胞核的神经元进行观察（图 5-2、图 6-2）。

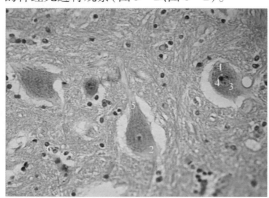

图 6-2 脊髓前角运动神经元（高倍）
1. 尼氏体 2. 轴丘 3. 细胞核 4. 核仁
5. 树突 6. 神经胶质细胞

（1）胞体 较大，呈多角形，细胞核大而圆，位于胞体中央，染色浅淡，可见有清楚的核仁。在胞质内充满小块状或颗粒状的结构，呈紫蓝色，即为尼氏体（请思考一下电镜下的结构）。

（2）突起 突起的胞质内有尼氏体者，为树突，树突可有多个。轴突的起始部呈圆锥状，即轴丘，胞质内无尼氏体，呈现染色较淡的区

域。在神经元的周围有许多小而圆的细胞核，为神经胶质细胞核。

（四）小脑

取材于人小脑，H-E 染色。

1. 肉眼观察 小脑切片表面凹凸不平，形成许多小脑叶，形似树枝状，浅层可见有一紫蓝色曲折线条，其外侧呈粉红色，由此紫蓝色线条向表面为小脑皮质，深面为小脑髓质。

2. 低倍镜观察 小脑皮质从外向内，明显可分三层（见配套主教材图 6-4）。

（1）分子层 位于表面，较厚，浅粉色，细胞少，其形态不清楚，只能看清细胞核。

（2）蒲肯野细胞层 由一列体积大、胞体呈梨形的神经元构成即蒲肯野细胞。胞核大而圆，胞质丰富染浅红色，容易辨认。

（3）颗粒层 厚薄不均，主要由密集的颗粒细胞组成，细胞小，胞质少，核相对大而明显，可见密集深染的细胞核。

3. 高倍镜观察 重点观察蒲肯野细胞，胞体呈梨形，胞核大而圆，胞体向分子层发出树突主干，但切片上不易切到。

（五）大脑

取材于为大脑，H-E 染色。

1. 肉眼观察 大脑表面较多凹沟未着色，周缘脑回的浅层是皮质，深面是髓质。

2. 低倍镜观察

（1）软脑膜 被覆在大脑皮质表面，由薄层结缔组织构成，有丰富的小血管。

（2）皮质 由大量的神经元、神经纤维（多为无髓）和神经胶质细胞等构成。皮质的神经元都是多极神经元，但突起多数被切断；皮质内的神经元分层排列，但在普通染色标本中不易分辨（图 6-3）。

3. 高倍镜观察 主要观察锥体细胞，其胞体呈锥形，胞核大，位于胞体中央，其突起多数未显示出（图 6-4）。

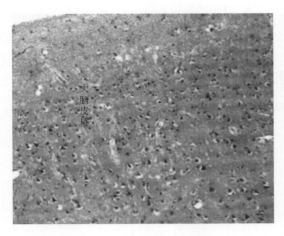

图 6 - 3 大脑皮质(低倍)

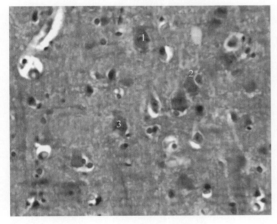

图 6 - 4 大脑皮质(高倍)
1.细胞核 2.主树突 3.锥体细胞

三、示教内容

(一)大脑锥体细胞

硝酸银染色,可见锥体细胞胞体为锥体形,染棕黑色,顶部向表层伸出一条粗大的主树突,主树突上又发出许多分支。在底部伸出一条较细的轴突,较少分支(见配套主教材图 6 - 10、图 6 - 11)。

(二)小脑蒲肯野细胞

硝酸银染色,可见蒲肯野细胞胞体大,呈梨形,由胞体发出 1~2 个粗大的主树突,并反复分支成扇形结构,轴突较细,因制片时被切断而不易看到(见配套主教材图 6 - 5)。

四、思考题

1. 光学显微镜下如何鉴别大脑皮质和小脑皮质?

2. 脊神经节与交感神经节在组织结构上有何异同点?

(刘 斌)

第七章 循环系统

一、实验目的

1. 掌握中动脉及大动脉形态结构。
2. 掌握心脏壁的结构。
3. 熟悉中动脉、中静脉的区别。
4. 了解毛细血管的结构。

二、实验内容

（一）中动脉和中静脉

取材于猫的伴行中动脉、中静脉，横切面，H-E 染色。

1. **肉眼观察** 标本中有两个较大的血管横切面。管壁较厚，管腔较小而圆的是中动脉。管壁较薄，管腔较大而不规则的是中静脉。

2. **中动脉低倍镜观察** 管壁由内向外可见（图 7 - 1）：内膜薄；中膜厚，位于内弹性膜与外弹性膜之间；外膜厚度与中膜相仿，但染色浅。

3. **中动脉高倍镜观察**

（1）内膜 由内向外又分为（图 7 - 2）：

①内皮：为单层扁平上皮，核居中，深染。

②内皮下层：为薄层结缔组织，内含少量胶原纤维、弹性纤维及纵行平滑肌。在较小的中动脉此层薄，因而与内皮相贴。

③内弹性膜：明显，因血管壁的收缩而呈波浪状，为一层折光性强、明亮红染的带，可作为内膜与中膜的分界标志。

（2）中膜 由 10 ~ 40 层环行平滑肌组成。平滑肌之间有一些弹性纤维和胶原纤维。

（3）外膜 由疏松结缔组织构成，有小血管及神经分布，外弹性膜较明显。

4. **中静脉低倍镜观察** 注意与中动脉相

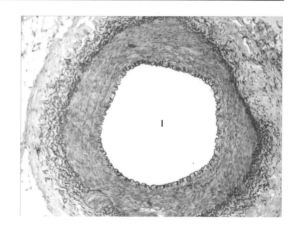

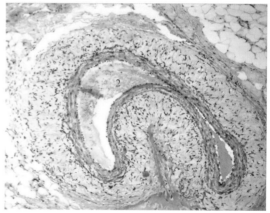

图 7 - 1 中动脉、中静脉横切面（低倍）
1. 中动脉 2. 中静脉

区别（图 7 - 3），必要时转高倍镜观察。

（1）内膜 很薄，由于内弹性膜不明显，故与中膜分界不清。内皮细胞核突向管腔。

（2）中膜 较薄，主要由稀疏的环行平滑肌束组成。

（3）外膜 较中膜厚，由结缔组织组成，有时含成束纵行平滑肌的横切面，还有营养小血

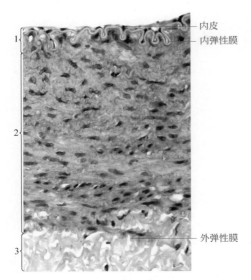

图 7-2 中动脉横切面(高倍)
1.内膜 2.中膜 3.外膜

管的断面。无外弹性膜,故与中膜分界不清楚。

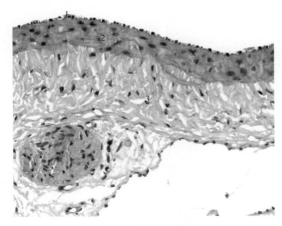

图 7-3 中静脉横切面(高倍)
1.内膜 2.中膜 3.外膜

(二)大动脉

取材于人主动脉,横切面,H-E 染色。

1. 肉眼观察 大动脉管腔大而圆,壁厚。

2. 低倍镜观察 可分为三层,但分界不明显(图 7-4)。

(1)内膜 最薄,染色较浅,与中膜分界不清。

(2)中膜 最厚,主要由数十层环行排列

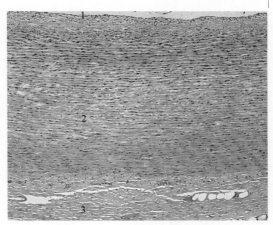

图 7-4 大动脉横切面(低倍)
1.内膜 2.中膜 3.外膜

的弹性膜组成,呈浅红色。

(3)外膜 较薄,由结缔组织构成。

3. 高倍镜观察

(1)内膜 分为三层。

①内皮:仅见核突向管腔。

②内皮下层:较中动脉厚,含胶原纤维、弹性纤维及平滑肌纤维。

③内弹性膜:有数层,与中膜的弹性膜相连,故与中膜无明显的界限。

(2)中膜 有大量的弹性膜,呈波浪形,着粉红色,折光性强(图 7-5)。其间夹有环行的平滑肌纤维,其核呈杆状,深染为蓝紫色。

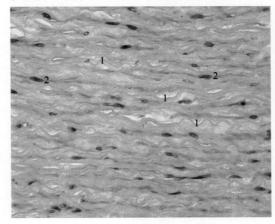

图 7-5 大动脉中膜(高倍)
1.弹性膜 2.平滑肌

（3）外膜　外弹性膜与中膜分界不明显，结缔组织中含营养血管和神经的断面。

弹性染色（图7-6）主要显示大动脉弹性膜和弹性纤维的分布，与H-E染色对照观察。

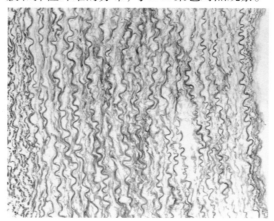

图7-6　大动脉中膜（高倍）

（三）毛细血管

取材于大白鼠肠系膜，整装片，苏木素染色。

1. 低倍镜观察　先找到一根较粗的血管，在其附近有更细的分支，即毛细血管网。可以选择一条较细的、染色淡的进行观察。

2. 高倍镜观察　毛细血管腔内仅允许1～2个红细胞通过，管壁上间隔分布有扁椭圆形的细胞核，略突向管腔，为内皮细胞核（图7-7）。

（四）心脏

取材于羊左心室心壁，H-E染色。

1. 低倍镜观察　心壁分3层。

（1）心内膜（图7-8）

①内皮：位于心腔内面，为单层扁平上皮。

②内皮下层：由薄层结缔组织构成。

③心内膜下层：为疏松结缔组织，含小血管和神经。在心内膜下层中有心脏传导系统的分支——蒲肯野纤维。

（2）心肌膜　最厚，占心壁的绝大部分。镜下可见心肌纤维间充有少量结缔组织和丰富

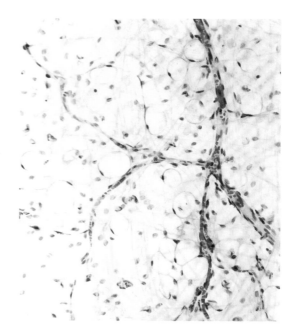

图7-7　毛细血管铺片（高倍）

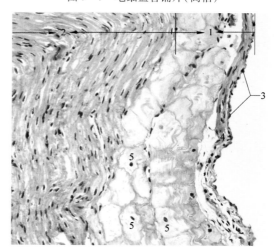

图7-8　心内膜和心肌膜（低倍）
1. 心内膜　2. 心肌膜　3. 内皮
4. 内皮下层　5. 蒲肯野纤维

的毛细血管（图7-8、图7-9）。

（3）心外膜　由浆膜组成（即心包脏层）。浆膜是由最外面的一层间皮和贴于其内面的结缔组织构成（图7-9），其中有血管和神经束及

大量的脂肪细胞。

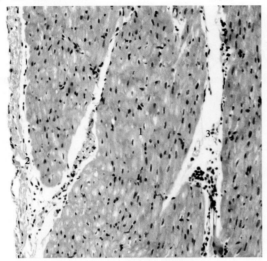

图 7 - 9　心肌膜和心外膜（低倍）

1.心肌膜　2.心外膜　3.结缔组织

2.高倍镜观察

（1）蒲肯野纤维　位于心内膜下层。此纤维比心肌纤维粗大；核大，1～2个位于细胞中央；肌原纤维少，位于细胞周边，故染色较心肌纤维浅（图 7 - 10）。

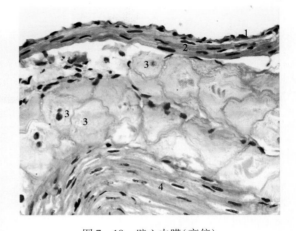

图 7 - 10　壁心内膜（高倍）

1.内皮　2.内皮下层　3.蒲肯野纤维　4.心肌纤维

（2）心肌纤维　位于心肌膜，可见不同断面的心肌纤维，核位于中央。肌纤维间有丰富的毛细血管。

三、思考题

1.思考总结中动脉、中静脉结构的异同点。

2.在电镜下毛细血管分几种类型？分别分布在哪些部位？

（周忠光）

第八章　免疫系统

一、实验目的

1. 掌握淋巴结的被膜、小梁、皮质和髓质的结构特点。

2. 掌握脾的被膜、小梁、脾索与脾窦、淋巴小结与动脉周围淋巴鞘的结构特点。

3. 熟悉胸腺的被膜、小叶间隔、皮质与髓质、胸腺小体。

4. 了解腭扁桃体的光镜结构。

二、实验内容

(一)淋巴结

取材于狗肠淋巴结,纵切面,H-E 染色。

1. **肉眼观察**　淋巴结为肾形或椭圆形,一侧有凹陷为淋巴结门部。

2. **低倍镜观察**　淋巴结表面有一层结缔组织被膜,其中有脂肪细胞和输入淋巴管。被膜可伸入到淋巴结实质内形成小梁。淋巴结实质周边着色较深的为皮质,中央着色浅的为髓质。皮质由浅层皮质、副皮质区(弥散淋巴组织)和淋巴窦组成(图 8-1)。

3. **高倍镜观察**(图 8-2、图 8-3)

(1)**浅层皮质**　主要为淋巴小结呈圆形或椭圆形,其中央染色较浅为生发中心,有较大的淋巴细胞和巨噬细胞等。淋巴小结内可见少量椭圆形、染色较淡的细胞核,为网状细胞核。

(2)**副皮质区**　位于淋巴小结深部,为弥散淋巴组织,无明显边界。

(3)**皮质淋巴窦**　简称皮窦,包括被膜下窦(被膜下方)和小梁周窦(小梁周围),均为疏松的窦隙,由扁平状的内皮细胞围成。窦腔中有网状细胞、巨噬细胞、淋巴细胞和淋巴液等。

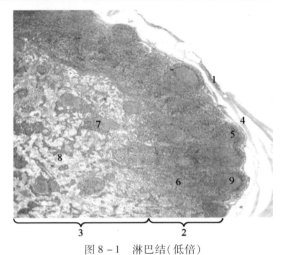

图 8-1　淋巴结(低倍)
1. 被膜　2. 皮质　3. 髓质　4. 被膜下窦　5. 淋巴小结
6. 副皮质区　7. 髓索　8. 髓窦　9. 生发中心

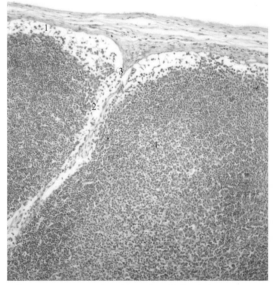

图 8-2　淋巴结皮质光镜像(低倍)
1. 被膜下窦　2. 小梁周窦　3. 小梁　4. 淋巴小结

（4）髓质　淋巴结的中央为髓质，其内呈索状染色深的结构为髓索，主要成分为B淋巴细胞、浆细胞和巨噬细胞等。髓索之间或髓索与小梁之间的腔隙为髓窦，形状不规则，大小不等，染色浅（图8-3）。

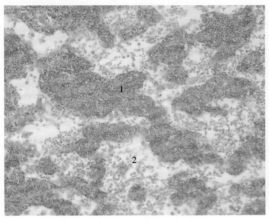

图8-3　淋巴结髓质（高倍）
1. 髓索　2. 髓窦

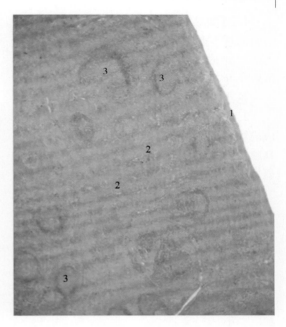

图8-4　脾（低倍）
1. 被膜　2. 红髓　3. 白髓

（二）脾

取材于人的脾，H-E染色。

1. 肉眼观察　大部分区域为红髓，红髓中有一些蓝色小点为白髓。

2. 低倍镜观察　被膜表面较光滑，较厚而致密（图8-4）。被膜伸入脾实质形成较粗大的小梁，小梁内可见小梁动、静脉。标本中有许多散在的蓝色的圆形或不规则形的结构，为白髓，其他区域为红髓。

3. 高倍镜观察　被膜为结缔组织，表面有间皮，内有丰富的平滑肌，有的小梁被切断呈团状或索状，染成红色。小梁内可有小梁动脉和小梁静脉。边缘区在红髓与白髓交界处。

白髓：分散在脾实质内，切片中呈圆形或不规则形的蓝色结构，主要由密集的淋巴细胞组成，包括淋巴小结和动脉周围淋巴鞘两部分，可见中央动脉（图8-5）。

红髓：由脾索和脾窦构成，分布于白髓周围。脾窦呈浅色不规则的裂隙。由长杆状内皮细胞围成，窦壁可见圆形细胞核突向窦腔。腔

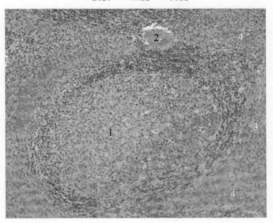

图8-5　脾（高倍）
1. 淋巴小结　2. 中央动脉　3. 边缘区　4. 红髓

中充满红细胞及各种白细胞。窦壁可附有许多巨噬细胞。脾窦与脾窦之间的结构即脾索，主要由网状组织构成支架，其内含密集的淋巴细胞与各种血细胞、巨噬细胞和一些浆细胞等。在脾索及血窦内可觅到体积大且具有吞噬作用的巨噬细胞。

（三）胸腺

取材于人的胸腺，H-E 染色。

1. 肉眼观察 胸腺被分隔成许多小区即胸腺小叶，每个胸腺小叶周边染色深为皮质，中央染色浅为髓质。

2. 低倍镜观察 标本表面是结缔组织构成的被膜，并伸入胸腺实质内形成小叶间隔，将胸腺实质分成许多不完全的胸腺小叶。小叶的周边染色深的部分为皮质；中央染色浅的部分为髓质（图 8-6）。在髓质内可见几个圆形或椭圆形的红色结构为胸腺小体。

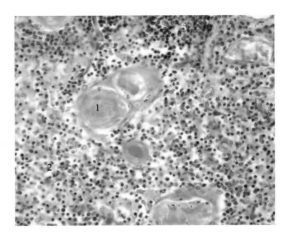

图 8-7 胸腺实质（高倍）
1.胸腺小体 2.髓质 3.皮质

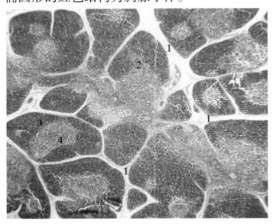

图 8-6 胸腺（低倍）
1.小叶间隔 2.胸腺小叶 3.皮质 4.髓质

3. 高倍镜观察 皮质内染色深呈圆形的为淋巴细胞核，细胞质很少。少数大而椭圆形染色较浅的为胸腺上皮细胞核，细胞质略带粉红色。皮质内淋巴细胞多，胸腺上皮细胞少。髓质内同样可以见到淋巴细胞和胸腺上皮细胞，但淋巴细胞的数目比皮质少，排列较分散。胸腺小体大小不一，染成红色，结构是一层或几层扁平的胸腺上皮细胞围绕而成，在小体中心为退化的上皮细胞，周围为几层扁平的上皮细胞，可见梭形细胞核。胸腺小体为胸腺的特征性结构（图 8-7）。

（四）腭扁桃体

取材于人腭扁桃体，H-E 染色。

1. 肉眼观察 表面有一些凹陷为扁桃体隐窝，深部一些深蓝色呈圆形或椭圆形的结构为淋巴小结。

2. 低倍镜观察 在低倍镜下找到腭扁桃体的口腔面（外表面），表面有上皮覆盖，上皮可向深部凹陷形成隐窝，隐窝周围的固有层内有丰富的淋巴组织。

3. 高倍镜观察 其上皮为复层扁平上皮，陷窝深处的上皮内有大量淋巴细胞浸润（图 8-8）。上皮下方为固有层，固有层内除一般的结缔组织成分外，另有丰富的淋巴小结及一些弥散的淋巴组织。

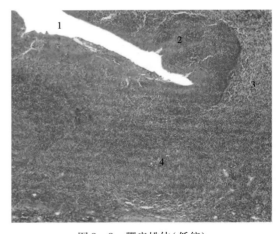

图 8-8 腭扁桃体（低倍）
1.隐窝 2.上皮 3.固有层 4.淋巴小结生发中心

三、思考题

1. 列表比较淋巴结与脾在光镜下的区别。
2. 试述淋巴在淋巴结内的流动过程。

3. 脾的小梁动脉与小梁静脉在光镜下如何鉴别？

（何才姑）

第九章　消化系统

第一节　消化管

一、实验目的

1. 掌握消化管的一般结构。

2. 熟悉丝状乳头和菌状乳头及食管的各层结构。

3. 掌握胃的一般结构及特征,重点观察胃黏膜层的结构。

4. 掌握十二指肠、空肠和回肠的一般结构及特征,重点观察黏膜层的结构。

5. 熟悉结肠的结构特点。

6. 了解阑尾的结构特点。

二、实验内容

消化道的结构均可分黏膜、黏膜下层、肌层及外膜层,掌握一般规律性后,着重地去观察各器官的特殊结构(主要是黏膜层)。

（一）丝状乳头和菌状乳头

取材于人的舌体部,H-E 染色。

1. 肉眼观察　舌体中染成红色的为舌肌,表面染成紫色的为舌黏膜。

2. 低倍镜观察　舌肌为不同排列方向的骨骼肌。舌背面黏膜粗糙,形成许多乳头突起,称为舌乳头。数目最多为丝状乳头,呈细长圆锥形,上皮的表面细胞有轻度角化呈烛火形,染成鲜红色。菌状乳头散在于丝状乳头之间,基部窄而顶端钝圆呈菌状,数目较少,上皮内有时还可见味蕾存在(图9－1)。

（二）轮廓乳头

取材于人的舌根部,H-E 染色。轮廓乳头是舌乳头中最大的一种。

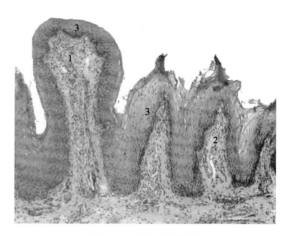

图 9 – 1　舌乳头(低倍)

1. 菌状乳头　2. 丝状乳头　3. 复层扁平上皮

1. 低倍镜观察　轮廓乳头顶部平坦,周围黏膜深陷形成环沟,上皮为未角化的复层扁平上皮,沟两侧的上皮均含有味蕾(图9－2)。

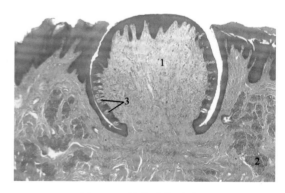

图 9 – 2　轮廓乳头(低倍)

1. 轮廓乳头　2. 味腺　3. 味蕾

2. 高倍镜观察　味蕾为淡染的椭圆形小体,其顶端有一小孔,即味孔。味蕾由味细胞、支持细胞和基细胞组成。味细胞梭形,较粗大,位于味蕾的中央,核染色浅,呈椭圆形。支持细胞梭形,位于味蕾周边和味细胞之间,核呈椭圆形,染色深。基细胞锥体形,位于味蕾的基底部(图9-3)。

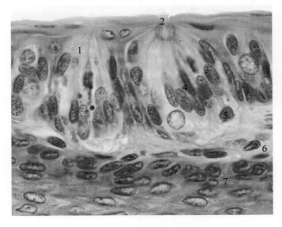

图9-3 味蕾(高倍)
1. 味蕾 2. 味孔 3. 味细胞 4. 支持细胞
5. 基细胞 6. 结缔细胞 7. 上皮细胞

(三)食管

取材于人的食管下段,横切面,H-E染色。

1. 肉眼观察 管腔有许多皱襞,衬在管腔内表面深紫色的一层是上皮,上皮外染色淡红的部分是黏膜下层,在外深红色的是内环肌和外纵肌。

2. 低倍镜观察 在低倍镜下先将黏膜层、黏膜下层、肌层及外膜分辨清楚(图9-4)。

3. 高倍镜观察

(1)黏膜层 上皮为未角化复层扁平上皮。固有层由细密结缔组织构成,伸入上皮形成乳头,其中有淋巴组织和血管等。黏膜肌层由一层纵行平滑肌构成。

(2)黏膜下层 由较疏松的结缔组织构成,有血管和食管腺等,食管腺染色较淡,为黏液性腺。

(3)肌层 有内环和外纵两层平滑肌,两层之间有时可见肌间神经丛,其中神经细胞染成紫色。

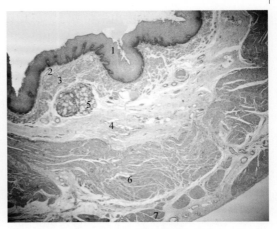

图9-4 食管横切面(低倍)
1. 上皮 2. 固有层 3. 黏膜肌层
4. 黏膜下层 5. 食管腺 6. 内环肌 7. 外纵肌

(4)外膜 由疏松结缔组织构成,内有血管和神经等断面。

(四)胃

取材于人的胃底部,横切面,H-E染色。

1. 肉眼观察 器官一侧高低不平染成紫色的为黏膜层,红色一条是肌层,二者之间淡粉红色的为黏膜下层。

2. 低倍镜观察 先分出黏膜层、黏膜下层、肌层及外膜,重点观察黏膜层的结构(图9-5)。

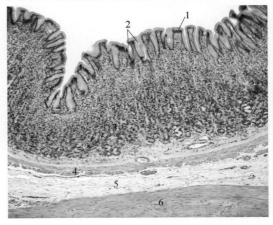

图9-5 胃横切面(低倍)
1. 上皮 2. 胃小凹 3. 胃底腺
4. 黏膜肌层 5. 黏膜下层 6. 肌层

（1）黏膜层　上皮为单层柱状上皮，上皮下陷形成胃小凹，该处为胃底腺的开口处。固有层主要为结缔组织，其中充满了管状胃底腺。黏膜肌层是内环、外纵行薄层的平滑肌。

（2）黏膜下层　疏松结缔组织。

（3）肌层　为内斜、中环、外纵三层平滑肌纤维，肌层间可有肌间神经丛。

（4）外膜　由浆膜组成，表面有一层间皮，其下有薄层疏松结缔组织。

3. 高倍镜观察　仔细观察胃底腺的结构，并辨认两种主要细胞(图9-6)。

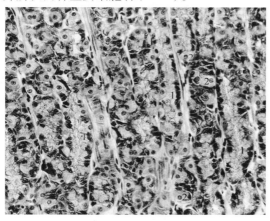

图9-6　胃底腺(高倍)
1. 主细胞　2. 壁细胞

（1）主细胞　呈柱状或锥体状，主要位于腺的底部，细胞质染成淡蓝色，核卵圆形，数量较多。

（2）壁细胞　主要位于腺的体部和颈部，呈卵圆形或三角形，细胞质染成红色，核圆形位于细胞中央。

（3）颈黏液细胞　主要位于腺的颈部，呈楔形，细胞质染色较淡，核位于细胞基底部。

（五）十二指肠

取材于猫的十二指肠，横切面，H-E 染色。

1. 肉眼观察　组织一侧紫色的为黏膜层，上有很多细小突起，即是绒毛。红色一条是肌层。

2. 低倍镜观察　区别黏膜层、黏膜下层、肌层及外膜层(图9-7)。

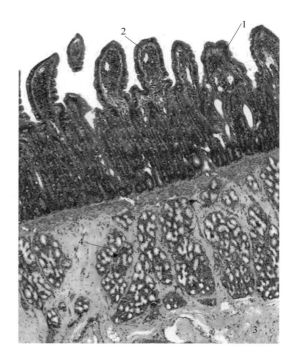

图9-7　十二指肠横切面(低倍)
1. 黏膜层　2. 肠绒毛　3. 黏膜下层　4. 十二指肠腺

（1）黏膜层　黏膜表面纵切的绒毛呈指状，横切的绒毛呈圆形。固有层中可见有许多不同断面的肠腺，有时可见孤立淋巴小结。黏膜肌不如胃的明显。

（2）黏膜下层　由疏松结缔组织构成，有丰富的血管，有时可见黏膜下神经丛。

（3）肌层　由内环外纵两层平滑肌组成。两肌层之间常见许多淡染区，为肌间神经丛。

（4）浆膜　由结缔组织和其外方间皮组成。

3. 高倍镜观察

（1）绒毛　十二指肠绒毛呈叶状，由上皮与固有层凸出所致，上皮为单层柱状上皮，柱状细胞即吸收细胞，表面可见一条染成深粉色的纹状缘。其间夹有杯形细胞，胞质中的黏原颗粒在制片时被溶解而呈空泡状。中央固有层的结缔组织内有平滑肌、血管和中央乳糜管，后者与毛细血管相似，有一层内皮，只是管径较大。

绒毛外覆以单层柱状上皮,细胞表面有纹状缘,染成红色,细胞之间杯形细胞较多(图9-8)。

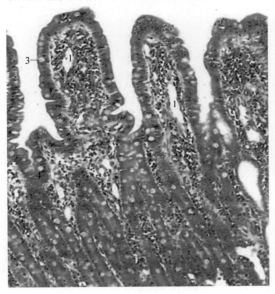

图9-8　十二指肠(高倍)
1.中央乳糜管　2.肠绒毛　3.杯形细胞　4.肠腺

（2）肠腺　位于固有层,是单直管腺,主要由柱状上皮细胞和杯形细胞组成,开口在绒毛之间(图9-8)。

（3）十二指肠腺　位于黏膜下层,是十二指肠所特有的腺体,由低柱状黏液细胞组成,胞质染色较浅。导管是单层柱状上皮,它们穿过黏膜肌层到固有层,开口至肠腺底部和侧面(图9-7)。

（六）空肠
取材于猫的空肠,横切面,H-E染色。

1. 低倍镜观察　空肠的管壁结构与十二指肠的基本相同。其绒毛较为细长,呈指状(图9-9)。

2. 高倍镜观察　空肠的小肠腺中常可见潘氏细胞,呈锥体形,三五成群位于小肠腺的基部,细胞顶部胞质内含有嗜酸性分泌颗粒(图9-10)。

（七）回肠
取材于猫的回肠,横切面,H-E染色。

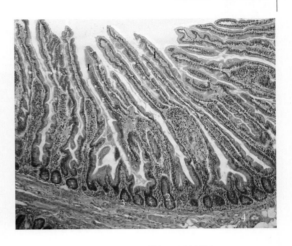

图9-9　空肠横切面(低倍)
1.肠绒毛　2.小肠腺　3.黏膜肌层　4.黏膜下层

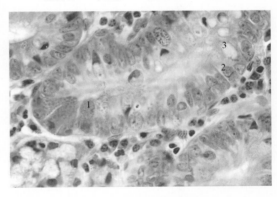

图9-10　小肠腺潘氏细胞(高倍)
1.潘氏细胞　2.杯形细胞　3.腺腔

低倍镜观察　回肠的绒毛呈短锥形。与空肠、十二指肠相比较,其主要特点是具有较多的集合淋巴小结。集合淋巴小结在固有层明显可见,常侵入到黏膜下层。淋巴小结向肠腔面突出处的绒毛少而矮小(图9-11)。

（八）结肠
取材于猫的结肠,横切面,H-E染色。

1. 低倍镜观察　首先区分肠壁的四层结构,然后重点观察黏膜。

（1）黏膜　黏膜不形成肠绒毛。上皮为单层柱状上皮,其中杯形细胞较多。固有层内有许多密集排列的单管状的大肠腺,固有层内有时可

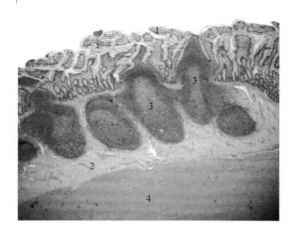

图 9 - 11   回肠（横切面）

1.肠绒毛 2.黏膜下层 3.集合淋巴小结 4.肌层

见孤立淋巴小结。黏膜肌层和小肠的相同。

（2）黏膜下层 由疏松结缔组织构成,其中有许多的脂肪细胞。

（3）肌层 内环外纵两层,可见肌间神经丛。

（4）浆膜 与小肠相同,有的地方脂肪组织较多(图 9 - 12)。

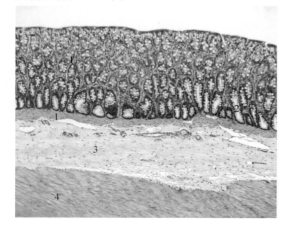

图 9 - 12   结肠横切面(低倍)

1.黏膜肌层 2.大肠腺 3.黏膜下层 4.肌层

2. 高倍镜观察 大肠腺的上皮内有许多杯形细胞。杯形细胞为椭圆形,染色较淡(图9 - 13)。

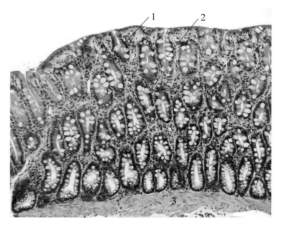

图 9 - 13   结肠横切面(高倍)

1.大肠腺 2.杯形细胞 3.黏膜肌层

（九）阑尾

取材于人的阑尾,横切面,H-E 染色。

1. 肉眼观察 阑尾横断面管腔小。可见许多蓝色的淋巴小结围绕管腔;周围色浅部分是黏膜下层;最外面红色的结构为肌层。

2. 低倍镜观察 区分阑尾壁的四层结构,注意与结肠的不同点:阑尾固有层内的肠腺短而稀少,腺间的结缔组织相对增加;固有层内淋巴小结密集排列,弥散淋巴组织特别丰富,多侵入黏膜下层;黏膜肌薄而不完整;肌层很薄(图9 - 14、图 9 - 15)。

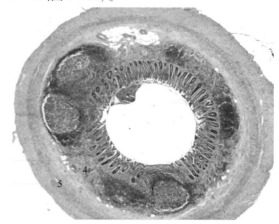

图 9 - 14   阑尾横切面

1.黏膜层 2.肠腺 3.淋巴小结 4.黏膜下层 5.肌层

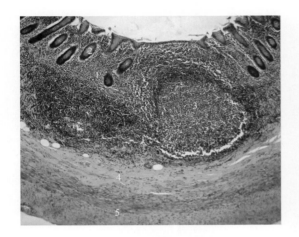

图 9 – 15　阑尾横切面(低倍)

1.黏膜层　2.肠腺　3.淋巴小结　4.黏膜下层　5.肌层

三、思考题

1. 通过观察食管、各段小肠和大肠,归纳一下各段消化管的黏膜有何特征? 在镜下如何区别?

2. 胃底腺两种主要细胞(主细胞和壁细胞)有何形态特征,在镜下如何区别?

(徐维蓉)

第二节　消化腺

一、实验目的

1. 熟悉浆液性腺泡、黏液性腺泡、混合性腺泡的结构特点。

2. 掌握胰腺的结构特点及功能。

3. 掌握肝的结构特点及功能。

二、实验内容

(一)下颌下腺

取材于狗的下颌下腺,H-E 染色。

1. 肉眼观察　标本为许多不规则的紫红色小块(为被结缔组织分隔而成的小叶)。

2. 低倍镜观察　腺实质被结缔组织分隔成许多小叶,小叶内可见染色深浅不一的圆形、卵圆形或不规则形腺泡及导管。腺泡与导管之

间有少量结缔组织和血管(图 9 – 16)。

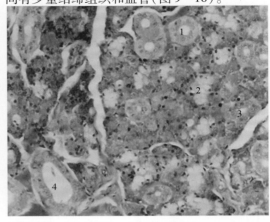

图 9 – 16　下颌下腺(低部)

1.分泌管　2.黏液性腺泡　3.浆液泡腺泡　4.小叶间导管

3. 高倍镜观察

(1)腺泡　可分为三类。

①浆液性腺泡:数量多,腺腔小,由浆液性腺细胞组成。腺细胞锥形或柱状,核圆形,靠近细胞基底部,胞质紫红色。

②黏液性腺泡:较少,由黏液性腺细胞组成。腺细胞较大,锥形,核扁圆形,紧贴细胞基底部,胞质空泡状,染色呈浅蓝色。

③混合性腺泡:少,由上述两种细胞组成,常见黏液性腺泡表面有几个浆液性腺细胞呈半月状附着,称浆半月(图 9 – 17)。

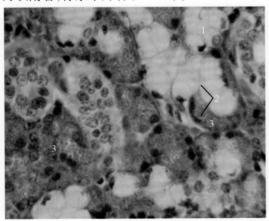

图 9 – 17　下颌下腺(高倍)

1.黏液性腺泡　2.混合性腺泡　3.浆液性腺泡　4.浆半月

（2）导管　由小至大为闰管→分泌管→小叶间导管→主导管，管壁上皮由单层扁平上皮→单层立方上皮→单层柱状上皮。

（二）胰腺

取材于狗的胰腺，H-E 染色。

1.肉眼观察　可见不规则的紫红色小块，其内有散在分布的浅染区域。

2.低倍镜观察　结缔组织被膜伸入实质，将胰腺分隔成许多不规则的小叶，小叶内散在分布有大小不等、排列不规则的浅染区域为内分泌部，又称胰岛，其周围为着色较深的外分泌部（图9－18）。外分泌部由腺泡和导管组成。

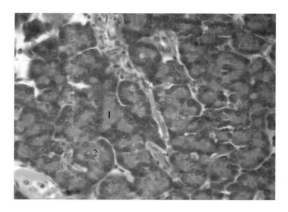

图9－19　胰腺外分泌部（高倍）
1.腺泡　2.泡心细胞

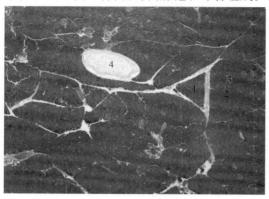

图9－18　胰腺（低倍）
1.胰腺小叶　2.外分泌部　3.内分泌部（胰岛）
2.内分泌部　4.环层小体

3.高倍镜观察

（1）外分泌部　腺泡由浆液性腺细胞构成。腺细胞略成锥形，核圆形，腺细胞基部胞质内富含嗜碱性物质，染成紫蓝色，顶部胞质有丰富的嗜酸性酶原颗粒，染成红色。腺腔内可见泡心细胞（其核扁形或卵圆形，着色较浅，是伸入腺泡腔内的闰管上皮细胞），为胰腺所特有（图9－19）。腺泡间可见导管，管壁为单层扁平上皮、单层立方上皮或单层柱状上皮。

（2）胰岛　散在分布于腺泡之间，染色浅，大小不等，细胞排列成团状、索状，内含丰富的毛细胞血管，没有导管（图9－20）。胰岛内几种细胞本片不易区分。

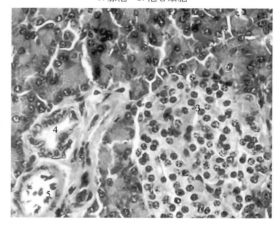

图9－20　胰腺（高倍）
1.腺泡　2.泡心细胞　3.胰岛　4.小叶间导管　5.血管

（三）肝

取材于猪肝，H-E 染色。

1.低倍镜观察　被膜为致密结缔组织，实质由结缔组织分隔成许多肝小叶。猪肝小叶间结缔组织较多，肝小叶分界明显。肝小叶切面呈多边形，内有中央静脉、肝细胞索及肝血窦（片上呈空隙状）。肝索与肝血窦以中央静脉为轴心呈辐射状分布。几个相邻肝小叶连接处的结缔组织内有小叶间动脉、小叶间静脉、小叶间胆管并行，为门管区（图9－21）。

2.高倍镜观察　重点观察肝小叶。

（1）肝小叶　中央静脉管壁薄，不完整，可见肝血窦汇入口。肝索由肝细胞以中央静脉为

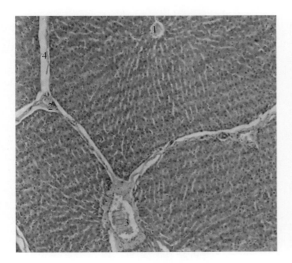

图 9 – 21　肝（低倍）

1. 中央静脉　2. 门管区　3. 小叶下静脉　4. 结缔组织

中心呈放射状排列而成。肝细胞大，多边形，核圆形，1～2个，位于细胞中央，胞质丰富，呈嗜酸性，内含嗜碱性物质。胆小管本片不易分辨（请参看胆小管片）。肝血窦为肝索间不规则的腔隙，相连成网，窦壁由扁平内皮细胞组成，窦腔内有肝巨噬细胞（库普弗细胞）。肝巨噬细胞形态不规划，有突起伸入窦腔内，核及胞质染色比内皮细胞稍深（图 9 – 22）。

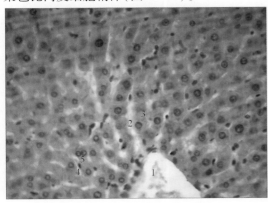

图 9 – 22　肝（高倍）

1. 中央静脉　2. 肝血窦　3. 肝索　4. 内皮细胞　5. 双核肝细胞

（2）门管区　小叶间胆管由单层立方上皮组成，细胞核圆形，染色呈深蓝色（识别小叶间胆管，是判断门管区的关键），与其伴行的小叶间动

脉与小叶间静脉腔面均为内皮，依据小动脉、小静脉的一般结构特点很易区分（图 9 – 23）。

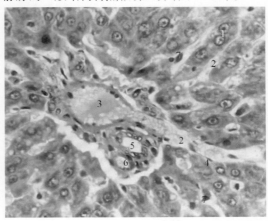

图 9 – 23　肝（门管区）（高倍）

1. 双核肝细胞　2. 肝血窦　3. 小叶间静脉
4. 肝血窦内皮细胞　5. 小叶间胆管　6. 小叶间动脉
7. 肝巨噬细胞

（四）肝胆小管

取材于兔肝，H-E 染色。方法：从胆总管逆行注射墨汁后制成，专门显示胆小管。

胆小管呈黑褐色线状、网格状，位于相邻肝细胞之间（图 9 – 24）。肝巨噬细胞胞质内可见

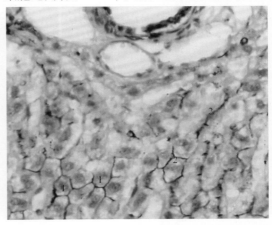

图 9 – 24　肝（胆小管）（高倍）

1. 肝细胞　2. 胆小管

有黑色吞噬物（墨汁颗粒）。本片肝小叶间的结缔组织较少，故小叶分界不清。

三、思考题

1. 浆液性腺泡和黏液性腺泡的形态结构特点是什么?

2. 胰腺外分泌部的结构特点是什么?

3. 胰岛由几种细胞组成,各有何功能?

4. 肝小叶的组成及各部分的结构、功能各是什么?

5. 门管区各管道的来龙去脉。

(杨　岚)

第十章　呼吸系统

一、实验目的

1. 掌握肺的光镜结构和肺泡的超微结构。
2. 熟悉气管的光镜结构。
3. 了解喉的光镜结构。

二、实验内容

（一）气管

取材于气管横切面，H-E 染色。

1. 肉眼观察　标本为一管状结构。管腔的内表面染为紫蓝色者为黏膜，其深面染色较浅者是黏膜下层，有"C"形深染嗜碱性透明软骨环的区域是外膜。

2. 低倍镜观察　气管壁由腔内至腔外分为黏膜、黏膜下层和外膜三层。黏膜与黏膜下层分界不清，外膜厚，含大片嗜碱性的透明软骨环（图 10 - 1）。

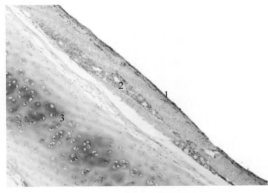

图 10 - 1　气管（低倍）
1. 黏膜层　2. 黏膜下层　3. 外膜透明软骨环

3. 高倍镜观察

（1）黏膜　上皮为假复层纤毛柱状上皮，柱状纤毛上皮细胞间夹有少量杯形细胞。上皮深面为固有层，结缔组织中含有丰富的血管、神经和淋巴组织，并可见亮红色弹性纤维的横断面（图 10 - 2）。

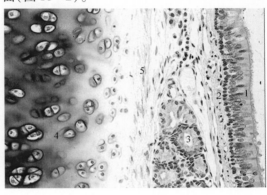

图 10 - 2　气管（高倍）
1. 假复层纤毛柱状上皮　2. 固有层
3. 气管腺　4. 透明软骨　5. 软骨膜

（2）黏膜下层　为疏松结缔组织，内有较多的由浆液性腺泡和黏液性腺泡组成的混合腺，即气管腺，有时可见腺导管穿过黏膜开口于气管腔。

（3）外膜　最明显的结构是的透明软骨环，其表面是致密结缔组织构成的软骨膜。软骨环缺口处，可见平滑肌束和结缔组织。

（二）肺

取材于肺切片，H-E 染色。

1. 肉眼观察　切片呈蜂窝状结构，其中可见管腔大小不等、管壁厚薄不一的管状结构，为血管或导气部的断面。

2. 低倍镜观察　肺实质由大量壁薄、形状不规则的肺泡和肺内支气管的各级分支组成。注意区分肺血管与导气部，血管内衬内皮，着色浅；导气部内衬假复层柱状或单层柱状上皮，着色较深。小支气管数量少,管壁厚,透明软骨片为其主要特征;细支气管与终末细支气管不易区分;呼吸性细支气管管壁由厚到薄,呈移行性改变,管壁不完整(图10-3、图10-5)。

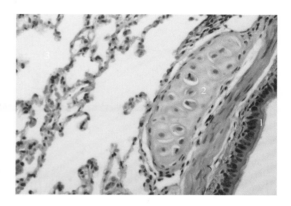

图 10 - 4 肺 (高倍)

1. 小支气管黏膜上皮 2. 透明软骨片 3. 肺泡囊

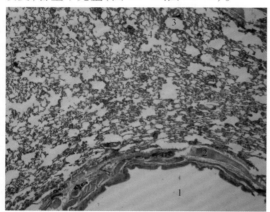

图 10 - 3 肺(低倍)

1. 小支气管 2. 软骨片 3. 肺泡管 4. 肺泡囊

3. 高倍镜观察

(1)导气部 ①小支气管:管腔大,管壁厚。黏膜由假复层纤毛柱状上皮、富含弹性纤维及环形排列平滑肌束的固有层组成。上皮中可见杯形细胞,固有层中含有弥散淋巴组织。黏膜下层中有混合腺。外膜中有较多透明软骨片(图10-4)。②细支气管:管壁较薄,分层不明显。内表面衬有假复层纤毛柱状上皮,环形平滑肌束相对增多,而杯形细胞、混合腺及软骨片均减少或消失。③终末细支气管:管径更小,管壁更薄,黏膜常呈现较多皱襞(图10-5)。管壁由单层纤毛柱状上皮、结缔组织和平滑肌组成,没有杯形细胞、混合腺和软骨片。

(2)呼吸部 ①呼吸性细支气管:管壁的上皮逐渐变为没有纤毛的单层柱状或立方上皮,主要特点是管壁不完整,可见肺泡开口(图10-5)。②肺泡管:呼吸性细支气管的分支,其壁上的肺泡开口增多以至管壁极不完整。相邻肺泡开口间有结节状膨大(图10-5),表面为单层立方或扁平上皮,深面含有少量平滑肌细胞。③肺泡囊:几个肺泡共同开口的空间,没

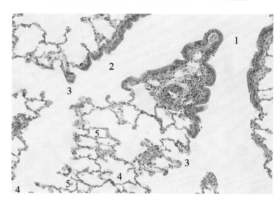

图 10 - 5 肺(低倍)

1. 终末细支气管 2. 呼吸性细支气管
3. 肺泡管 4. 肺泡囊 5. 肺泡

有结节状膨大(图10-6)。④肺泡:为大小不等、形状不规则的空泡状结构,肺泡壁很薄(图10-6),覆盖有肺泡上皮和基膜。肺泡上皮细胞分两种:I型肺泡细胞为单层扁平细胞,光镜下与内皮细胞不易区分;II型肺泡细胞分布于I型肺泡细胞之间,为圆形或多边形细胞,胞核呈卵圆形,胞质染色浅。

(3)肺泡隔 相邻肺泡间的少量结缔组织(图10-6),富含毛细血管、弹性纤维、巨噬细胞和淋巴细胞。

肺巨噬细胞 位于肺泡隔或肺泡腔内,细胞体大而不规则,核小,胞质嗜酸性。若吞噬有

黑色尘粒,则称为尘细胞(图 10 - 6)。

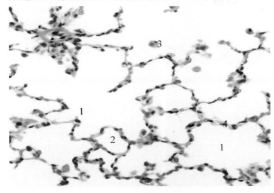

图 10 - 6　肺　(高倍)
1.肺泡囊　2.肺泡　3.尘细胞　4.肺泡隔

(三)喉

取材于喉纵切片,H-E 染色。

1. 肉眼观察　标本一面比较平整,为喉的外膜。另一面凹凸不平,为喉黏膜面,在喉黏膜面有一明显的小凹陷是喉室。喉室上、下各有一突起,分别为室皱襞和声皱襞。

2. 低倍镜及高倍镜观察　室皱襞表面为假复层纤毛柱状上皮,固有层和黏膜下层内含有丰富的混合腺及淋巴组织,外膜的结缔组织中有透明软骨。声皱襞表面为复层扁平上皮,固有层内含有大量的弹性纤维束(见配套主教材图 10 - 3)。

三、示教内容

(一)肺泡隔

肺切片(弹性染色或 Verhoeff 铁苏木精染色),显示肺泡隔内的弹性纤维,呈棕黑色。

(二)肺泡隔毛细血管网

肺动脉注射墨汁明胶后的肺切片(阿利新蓝复染),显示肺泡隔中的毛细血管网,呈黑色。

(三)超微结构

1. 气血屏障　观察连续毛细血管腔、内皮细胞、基膜、I 型肺泡细胞、肺泡腔。

2. Ⅱ型肺泡细胞　观察毛细血管腔、肺泡腔、Ⅱ型肺泡细胞、嗜锇板层小体。

3. 肺泡隔　观察肺泡腔、肺泡隔、尘细胞、肺泡孔。

四、思考题

1. 简述气管壁中与空气净化有关的组织结构。

2. 结合功能讨论肺呼吸部的结构特点。

3. 结合肺泡的结构特点说明气体交换的过程。

(刘爱军)

第十一章　泌尿系统

一、实验目的

1. 掌握肾脏的组织结构,特别是肾单位及球旁复合体的位置、组成及光镜结构特征。

2. 了解集合小管的位置及结构特征。

3. 认识肾脏内各级血管,熟悉其血液循环特点和其功能的关系。

二、实验内容

肾脏

取材于人肾脏,H-E 染色。

1. 肉眼观察　肾表层深红色部分是肾皮质,深部浅红色部分为肾髓质。

2. 低倍镜观察　从表面向深部逐步观察。

（1）被膜　为包在肾表面的致密结缔组织薄膜。

（2）皮质　包括髓放线和皮质迷路（图11-1）。①髓放线:为与髓质相延续的纵行管道,髓放线与皮质迷路相间排列。②皮质迷路:由肾小体与许多弯曲的肾小管组成。皮质迷路的中央有纵行的小动静脉,即小叶间动静脉,是肾小叶的分界标志。

（3）髓质　位于肾皮质深层,主要为肾小管直部、细段和集合管的不同形状切面。

（4）肾间质　在泌尿小管之间的少量结缔组织为肾间质,内含血管和神经等。

3. 高倍镜观察

（1）皮质迷路

肾小体　由肾小囊和血管球组成（图11-2）,在完整的切面上有时可见到与血管相连的血管极和与近端小管相连的尿极。①肾小囊:围在血管球的外周,分脏、壁两层,两层间的腔

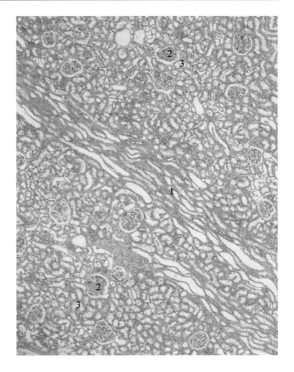

图 11-1　肾皮质（低倍）
1.髓放线　2.肾小体　3.肾小管

隙即为肾小囊腔,壁层由单层扁平上皮组成,在尿极处与近端小管上皮相续。在血管极处壁层反折与脏层的足细胞相连续,足细胞核较大,胞体紧贴于血管球的毛细血管壁,与内皮不易区分。②血管球:呈圆形或椭圆形,可见许多毛细血管切面及一些蓝色的细胞核,但内皮细胞、足细胞和系膜细胞三者不易区分。

近端小管曲部　位于肾小体附近,管径粗,管腔窄而不规则。管壁上皮呈锥体形,细胞界限不清,胞质嗜酸性强,着红色,游离面可见刷状缘,基底部可见纵纹,胞核圆形,位于细胞基

部,切面上胞核排列疏落。

远端小管曲部　位于肾小体附近,管腔大而规则。管壁薄,管壁上皮呈立方形,细胞界限较清楚,胞质弱嗜酸性,着粉红色或红紫色,无刷状缘,基底部亦可见纵纹,核圆而居中,排列较密集,在远曲小管紧贴肾小体血管极处,可见上皮细胞呈高柱状,胞核椭圆形,位于细胞游离端,排列紧密,此即致密斑(图11-2)。

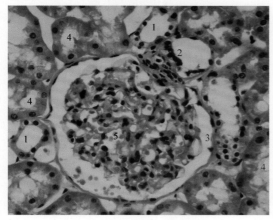

图11-2　肾小体(高倍)
1. 远端小管曲部　2. 致密斑　3. 肾小囊腔
4. 近端小管曲部　5. 血管球

(2)髓放线　①近端小管直部:结构同曲部,但上皮较低。②远端小管直部:结构同曲部,但上皮较低。③集合小管:管径粗,管壁由单层立方上皮构成,细胞界线清楚,胞核圆而居中,胞质清亮(图11-3)。

(3)髓质　髓质近皮质部分称为外带,深层部分称为内带。①近端小管直部:仅见于髓质外带,结构同髓放线中的近直小管。②远端小管直部:位于髓质内带和外带。结构同髓放线中的远直小管。③细段:在髓质内带较多,管径细小,由单层扁平上皮组成,上皮细胞的核卵圆形,突入管腔,注意与毛细血管相区别(图11-3)。④集合小管:结构同上。

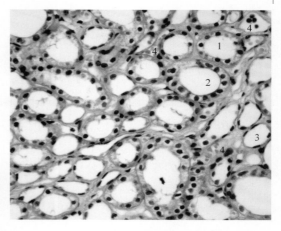

图11-3　肾集合小管(高倍)
1. 远端小管直部　2. 集合小管　3. 细段　4. 毛细血管

三、示教内容

(一)球旁细胞

切片:人肾脏切面,H-E染色。

目的:认识球旁细胞的形态和位置。

观察:肾小体的入球小动脉管壁平滑肌呈上皮样排列,细胞立方形或多边形,核圆。由于肌丝少故胞质着色较一般平滑肌浅。

(二)致密斑

切片:人肾脏切面,H-E染色。

目的:了解致密斑的形态和位置。

观察:在肾小管血管极附近,远端小管贴近血管极处的局部上皮细胞呈高柱状,胞核排列密集,即为致密斑。其下方密集的细胞团为极垫细胞。

四、思考题

1. 肾小体血管球的结构特点及意义。

2. 为什么近端小管曲部管径粗,管腔窄而不规则?

3. 致密斑的位置、结构特点及意义。

(刘　霞)

第十二章　皮　　肤

一、实验目的

1. 掌握皮肤的基本结构与分层。
2. 熟悉皮肤附属器的结构与位置。
3. 了解皮下组织的结构。

二、实验内容

（一）人指皮

取材于人手指皮肤,纵切面,H-E 染色。

1. **肉眼观察**　表面染成深色的部分为表皮,其下方染色较浅的部分为真皮和皮下组织。

2. **低倍镜观察**　表皮为角化的复层扁平上皮,切片中染成深蓝色的部分为表皮深层,表皮角质层中可见汗腺导管(图 12 - 1),基底部凹凸不平,与真皮分界清楚。真皮向表皮深面形成的乳头状隆起为真皮乳头。真皮深层为由疏松结缔组织组成的皮下组织。

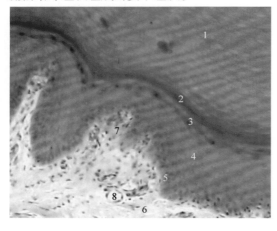

图 12 - 1　指皮(低倍)

1. 角质层　2. 透明层　3. 颗粒层　4. 棘层
5. 基底层　6. 真皮　7. 真皮乳头　8. 小血管

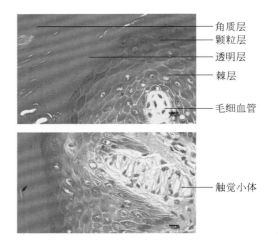

角质层
颗粒层
透明层
棘层
毛细血管
触觉小体

图 12 - 2　表皮及真皮乳头光镜像(高倍)

3. **高倍镜观察**

（1）表皮　由基底至表面可分为如下连续的五层结构(图 12 - 2)。①基底层:位于基膜上,由一层矮柱状的基底细胞构成。胞质嗜碱性较强。②棘层:在基底层的浅面,由 4～10 层多边形细胞构成,核圆或椭圆形,胞质弱嗜碱性。有时可见相邻细胞间有许多短小的棘状突起相连(这些突起是如何连接的?)。③颗粒层:由 2～3 层梭形细胞构成,胞质含有强嗜碱性透明角质颗粒(电镜下结构如何?),核浅染。④透明层:由 2～3 层半透明的扁平细胞组成,胞质染为红色。细胞界限不清,核和细胞器均已消失。⑤角质层:皮肤最外层粉红色结构,由多层扁平、角化的死细胞组成。角质层中可有螺旋状汗腺导管断面。

（2）真皮　可分为乳头层和网状层。①乳头层:为真皮的浅层,突入表皮底面,呈乳头状,即真皮乳头(图 12 - 2),乳头内可见纤细的胶原纤维、毛细血管或椭圆形的触觉小体(见配套主教材图 12 - 3、图 12 - 4)。②网状层:由致密结缔组织构成,其中有较大的血管、大小不等的神经纤维束、环层小体、汗腺导管和分泌部的断面。

(3)汗腺　由分泌部和导管组成(见配套主教材图 12 - 13)。①分泌部:腺腔小,由单层矮柱状细胞围成,细胞染色较浅,核圆,位于近细胞基部。腺细胞与基膜之间可见肌上皮细胞。②导管:由两层深染的立方形细胞围成。

(4)皮下组织　与真皮无明显分界,富有脂肪细胞、血管和神经。

(二)人头皮

取材于人头皮,纵切面,H-E 染色。

1. 肉眼观察　头皮表面有毛发附着。

2. 低倍镜观察　头皮包括以下几部分:

(1)毛发　①毛干:露在皮肤外部(见配套主教材图 12 - 11),有的已折断。②毛根:圆柱状毛根位于皮肤之内。③毛囊:包裹毛根,分两层:内层与表皮深层连续,由多层上皮细胞构成,为上皮根鞘;外层由结缔组织构成,为结缔组织鞘。④毛球:位于毛囊与毛根末端,膨大呈球状。⑤毛乳头:毛球底部内陷,其内有结缔组织突入(见配套主教材图 12 - 11)。

(2)皮脂腺　多位于毛囊与竖毛肌之间,为泡状腺,分泌部浅染,无腺腔;导管短,多开口于毛囊(见配套主教材图 12 - 11)。

(3)竖毛肌　在皮脂腺下方可见斜行的平滑肌束,即竖毛肌,起始于真皮乳头层,止于毛囊(见配套主教材图 12 - 11)。

3. 高倍镜观察　皮脂腺分泌部由多层细胞组成(图 12 - 3),其周围是一层较小的细胞,它们逐渐变大,并向腺泡中心移动,腺泡中心的细胞较大,呈多边形,细胞内充满脂滴,核固缩溶解。导管为复层扁平上皮,多开口于毛囊。皮脂腺下方可见竖毛肌及汗腺。

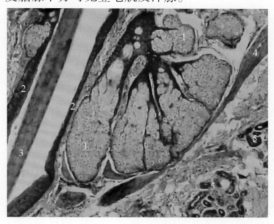

图 12 - 3　皮脂腺和竖毛肌(高倍)
1. 皮脂腺　2. 毛囊　3. 毛根　4. 竖毛肌　5. 汗腺

三、思考题

1. 光镜下观察人表皮从基底面到游离面分为哪几层?并分别阐述其形态结构特点及功能。

2. 光镜下观察真皮分为哪几层?其特点各是什么?

3. 请在光镜下指出皮肤的附属器,并阐述其结构特点及功能。

(赵舒武)

第十三章 眼 和 耳

一、实验目的

1. 掌握眼球壁各层的结构,掌握角膜及视网膜的组织结构。

2. 了解眼睑的组织结构。

3. 熟悉螺旋器、位觉斑和壶腹嵴的结构。

二、实验内容

(一)眼球前部

取材于人眼球前半部,H-E 染色。

1. 肉眼观察 标本为半环形,前方略突。区分眼球前半部结构,角膜、巩膜、前房、虹膜、瞳孔、睫状体等结构。

2. 低倍镜观察 由外向内观察,区分眼球壁三层结构及晶状体(图 13 – 1、图 13 – 2)。

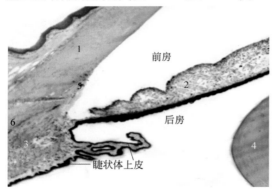

图 13 – 1 眼球前半部(低倍)

1. 角膜 2. 虹膜 3. 睫状体 4. 晶状体
5. 巩膜静脉窦 6. 巩膜

(1)纤维膜 主要为致密结缔组织,前部为角膜,后部为巩膜,两者交界处可见角膜缘。

(2)血管膜 是富含血管和色素细胞的疏松结缔组织,由前向后依次为虹膜、睫状体、脉

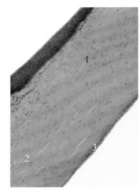
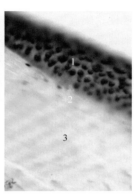

图 13 – 2 眼角膜

左图(低倍):1. 角膜 2. 巩膜 3. 角膜内皮

右图(高倍)1. 角膜上皮 2. 前界层 3 角膜基质

络膜。

①虹膜:位于角膜与晶状体之间的薄膜,游离端为瞳孔,根部与睫状体相连。

②睫状体:切面为三角形的结构。

③脉络膜:与睫状体相续,是富含血管和色素细胞的疏松结缔组织,最内层为一层均质状的薄膜,即玻璃膜。

(3)视网膜 眼球壁的最内层,为神经组织,由多层细胞构成。

(4)晶状体 位于虹膜后方粉红色的椭圆体(图 13 –1)。

3. 高倍镜观察

(1)角膜 由前至后分为五层。①角膜上皮染色深,为未角化的复层扁平上皮,细胞5~6层,基底部平坦(图 13 –2);②前界层染色浅,为一层均质状薄膜;③角膜基质较厚,由多层与表面平行的胶原板层构成,板层间夹有扁平的成纤维细胞;④后界层为比前界层更薄的薄膜;⑤角膜内皮为一层扁平或立方细胞。

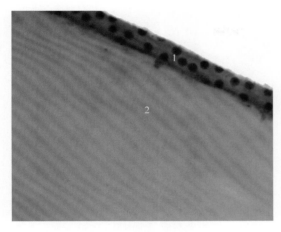

图 13 - 3　晶状体(高倍)

1.晶状体上皮　2.晶状体纤维

（2）巩膜　较厚，主要由大量的胶原纤维构成。巩膜与角膜相交处为角膜缘，此处可见一嵴状突起为巩膜距，巩膜距的外侧有一不规则的腔隙为巩膜静脉窦，巩膜静脉窦内侧的网状结构为小梁网，由小梁和小梁间隙组成。

（3）虹膜　虹膜分三层。前缘层由一层不连续的成纤维细胞和色素细胞构成；虹膜基质较厚，是富含血管和色素细胞的疏松结缔组织；虹膜上皮由两层细胞构成，内层为肌上皮细胞，外层为一层立方形的色素细胞，胞质内充满色素颗粒。

（4）睫状体　由睫状肌、基质和上皮组成。睫状肌为平滑肌，是睫状体的主要成分，肌纤维走行有纵行、放射状、环行三种，在切片上前两者为纵切面，后者为横断面。基质较薄，为富含血管和色素细胞的疏松结缔组织；睫状体上皮为两层立方细胞构成，表层为非色素上皮，深层为色素上皮。

（5）晶状体　由晶状体囊、晶状体上皮、晶状体纤维构成(图 13 - 3)。晶状体表面染成粉红色的薄膜为晶状体囊；分布于晶状体前表面囊内侧的立方细胞为晶状体上皮；在晶状体内部的长柱状细胞为晶状体纤维，中心部的晶状体纤维细胞核消失。

（二）眼球后部

取材于人眼球后部，H-E 染色。

1. **肉眼观察**　标本为半环形，在眼球后部可见乳头状突起为视神经。

2. **低倍镜观察**　自外向内依次为巩膜、脉络膜、视网膜三层(图 13 - 4)。

（1）巩膜　致密结缔组织。

（2）脉络膜　含大量血管和色素细胞的疏松结缔组织，最内层为均质状的薄膜即玻璃膜。

（3）视网膜　为神经组织，由多层细胞构成。

（4）视神经乳头　由大量神经纤维组成，染色浅(图 13 - 4)。

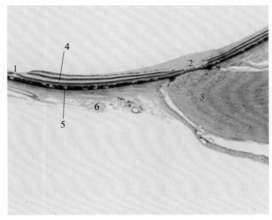

图 13 - 4　眼球后部(低倍)

1.中央凹　2.视神经乳头　3.视神经

4.视网膜　5.脉络膜　6.巩膜

（5）黄斑和中央凹　在视神经乳头一侧有一浅凹，即黄斑与中央凹处(图 13 - 4)。

3. **高倍镜观察**

（1）视网膜　自外向内分四层(图13 - 5)。色素上皮层由一层立方形色素细胞构成，基底面紧贴玻璃膜，胞质内可见粗大的黑素颗粒；视细胞层细胞核较明显的排列成层，染色深，由视锥和视杆细胞组成，但光镜下不易分辨；双极细胞层包括双极细胞和水平细胞，该层细胞核也排列成层，细胞形态不易辨认；节细胞层细胞排列稀疏，染色较浅。

（2）黄斑和中央凹　中央凹处视网膜薄，只

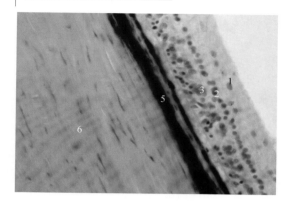

图 13 - 5　视网膜(高倍)

1. 节细胞层　2. 双极细胞层
3. 视细胞层　4. 色素上皮层　5. 脉络膜　6. 巩膜

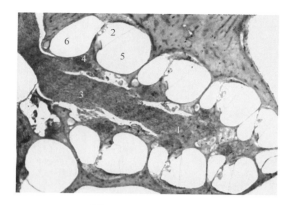

图 13 - 7　蜗轴与蜗管

1. 蜗轴　2. 蜗管　3. 蜗神经　4. 骨螺旋板
5. 前庭阶　6. 鼓室阶

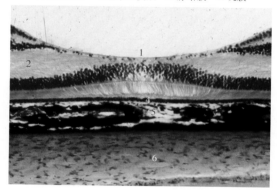

图 13 - 6　视网膜中央凹

1. 中央凹　2. 视网膜　3. 视细胞　4. 色素上皮层
5. 脉络膜　6. 巩膜

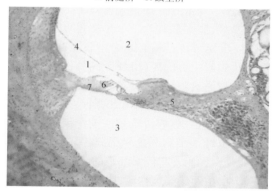

图 13 - 8　蜗轴(低倍)

1. 蜗管　2. 前庭阶　3. 鼓室阶　4. 前庭膜
5. 骨螺旋板　6. 螺旋器　7. 基底膜

有色素上皮和视细胞(图 13 - 6)。

(三)内耳

取材于豚鼠内耳,H-E 染色。

1. **肉眼观察**　标本为形态不规则的椭圆形,中间有腔。

2. **低倍镜观察**(图 13 - 7、图 13 - 8)

(1)蜗轴　位于耳蜗中央的骨组织,染色粉红,在耳蜗中央可见蜗神经和血管。蜗轴向蜗管两侧延伸形成骨螺旋板(图 13 - 7)。

(2)蜗管　耳蜗位于蜗轴两侧,切片上呈椭圆形的结构(图 13 - 7、图 13 - 8)。可选择一个较完整的观察。蜗管断面呈三角形,上方为前庭阶,下方为鼓室阶,中央为蜗管。蜗管上壁薄膜为前庭膜,侧壁为血管纹,下壁为骨螺旋板和基底膜。

3. **高倍镜观察**(图 13 - 9)

(1)蜗管　前庭膜菲薄,由两层扁平上皮夹薄层的结缔组织构成;血管纹表面覆以复层柱状上皮,上皮内有血管,上皮下方为致密结缔组织(螺旋韧带);骨螺旋板由蜗轴骨组织向外侧延伸而形成;基底膜是连接骨螺旋板和螺旋韧带之间的薄膜,基底膜的上皮组织特化形成螺旋器。

(2)螺旋器　由支持细胞和毛细胞组成。支持细胞主要有柱细胞和指细胞,柱细胞包括

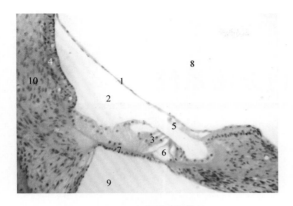

图 13 - 9　蜗管（高倍）
1.前庭膜　2.蜗管　3.螺旋器　4.血管纹　5.盖膜
6.内隧道　7.基底膜　8.前庭阶　9.鼓室阶　10.螺旋韧带

内柱细胞和外柱细胞，内、外柱细胞之间围成三角形即内隧道；指细胞也包括内、外指细胞，分别位于内、外柱细胞两侧，在切片上内指细胞有1列，外指细胞有3～4列；毛细胞的内、外毛细胞对应地位于内、外指细胞上方。

（3）盖膜　由骨螺旋板的骨膜突向膜蜗管内形成的末端游离的胶质性薄膜，盖于螺旋器上方。

三、思考题

1.试述眼球壁的三层结构。
2.描述角膜的光镜结构。
3.视网膜的组织结构。
4.位觉感受器组成、位置及功能。
5.听觉感受器的位置及功能。

（王　琦）

第十四章 内分泌系统

一、实验目的

1. 掌握甲状腺滤泡的组织结构,熟悉滤泡旁细胞的镜下结构。

2. 掌握肾上腺球状带、束状带、网状带的镜下结构和细胞形态特点,熟悉肾上腺髓质的镜下结构。

3. 掌握脑垂体远侧部三种细胞的镜下形态结构,熟悉神经部的组织结构特点,了解中间部的结构。

二、实验内容

(一) 甲状腺

本片为 H-E 染色。

1. **肉眼观察** 表面为被膜,其内可见大量红染的小团块,即甲状腺滤泡。

2. **低倍镜观察** 表面有粉红色薄层结缔组织被膜,切片内部可见许多大小不等的甲状腺滤泡,呈圆或不规则形,由单层立方上皮包绕红染的胶质构成(图 14 - 1)。滤泡间有结缔组织及血管。

3. **高倍镜观察** 上皮细胞大致呈立方形,核圆,胞质弱嗜碱性(图 14 - 2)。细胞可因功能状态不同而有形态差异,呈低柱状或扁平状。滤泡腔内红染的为胶质。滤泡旁细胞单个或成群存在,体积略大,胞质染色淡,核圆。

(二) 肾上腺

本片为 H-E 染色。

1. **肉眼观察** 标本大致呈三角或半月形,周围大部分为皮质,中央狭窄区浅紫蓝色的是髓质。

2. **低倍镜观察**

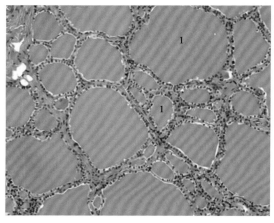

图 14 - 1 甲状腺滤泡(低倍)

1. 甲状腺滤泡

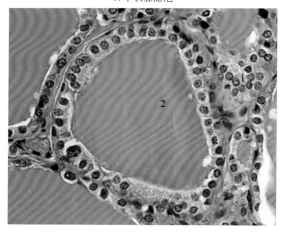

图 14 - 2 甲状腺滤泡(高倍)

1. 滤泡旁细胞 2. 滤泡腔 3. 滤泡上皮细胞

(1)**被膜** 粉红色薄层结缔组织。

(2)**皮质** 由外向内,可分为球状带、束状带和网状带。球状带最薄,细胞聚集成球团状。束状带最厚,细胞染色最浅,排列成单行或双行的细胞索,细胞索间有血窦。网状带较薄,细胞嗜酸性,细胞索相互吻合成网,网眼内为血窦。三个带之间无明显界限(图14-3)。

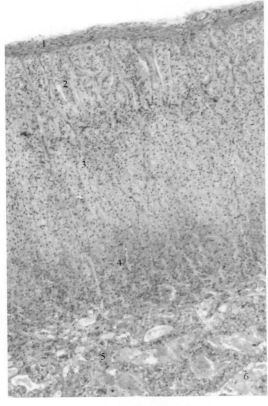

图14-3　肾上腺光镜像(低倍)
1.被膜　2.球状带　3.束状带
4.网状带　5.髓质　6.中央静脉

（3）髓质　位于中央,面积狭小,和皮质之间无明显界限,细胞排列成索团状,其间有血窦和少量结缔组织。中央静脉的管壁可见平滑肌束。

3. 高倍镜观察

（1）球状带　细胞较小,呈锥形;核小,染色深;胞质较少,染色较浅,胞质内空泡(脂滴)小而少(图14-4)。

（2）束状带　细胞较大,呈多边形;核圆,较大,着色浅;胞质内含大量空泡(脂滴),故着色浅,呈泡沫状(图14-4)。

（3）网状带　细胞较小,圆形或立方形;核

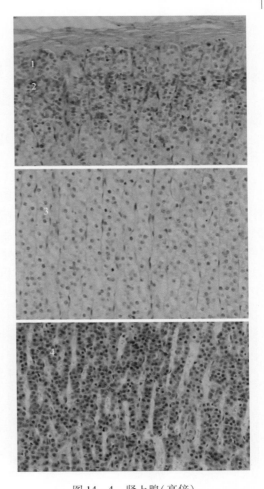

图14-4　肾上腺(高倍)
1.被膜　2.球状带　3.束状带　4.网状带

小,染色较深;胞质呈嗜酸性,内含较多的棕黄色脂褐素颗粒(图14-4)。

（4）髓质细胞　呈多边形,大小不等;核圆,位于中央;胞质弱嗜碱性,含细小颗粒;若标本经含铬固定液固定,胞质内可见黄褐色嗜铬颗粒。细胞索或团之间,偶见散在的交感神经节细胞。

（三）脑垂体

本片为H-E染色。

1. 肉眼观察　标本大致呈椭圆形,面积大而染色深的区域为远侧部,染色较浅的是神经部,远侧部和神经部之间的狭窄区域为中间部。

2. 低倍镜观察

（1）被膜　为粉红色薄层结缔组织。

（2）远侧部　腺细胞密集排列成团索状，少数围成小滤泡；细胞间有丰富的血窦。

（3）中间部　较狭窄，可见大小不等的滤泡，滤泡腔内充满红色或灰蓝色胶质。

（4）神经部　染色浅，细胞成分少，主要是垂体细胞和神经纤维。

3. 高倍镜观察

（1）远侧部　①嗜酸性细胞：数量较多，胞体较大，呈圆形或椭圆形，核圆形，胞质呈强嗜酸性。②嗜碱性细胞：数量较嗜酸性细胞少，胞体较大，呈椭圆形或多边形，胞质嗜碱性。③嫌色细胞：数量最多，分散或成群分布。细胞体积小，着色浅，界限不清楚（图14-5）。

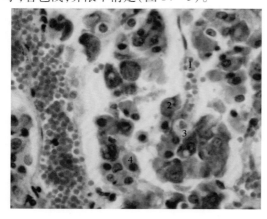

图14-5　垂体远侧部（高倍）

1. 血窦　2. 嗜碱性细胞　3. 嫌色细胞　4. 嗜酸性细胞

（2）神经部　主要由无髓神经纤维和垂体细胞组成，有丰富的毛细血管。沿神经纤维走向可见嗜酸性团块状赫令体（图14-6）。

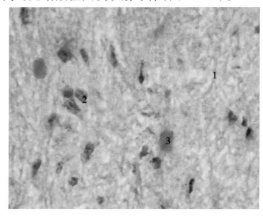

图14-6　垂体神经部（高倍）

1. 无髓神经纤维　2. 垂体细胞　3. 赫令体

三、思考题

1. 甲状腺滤泡上皮及滤泡旁细胞的形态、位置及功能。

2. 肾上腺束状带细胞胞质为什么呈泡沫状？

3. 所学的内分泌细胞中，哪些是含氮激素分泌细胞，哪些是类固醇激素分泌细胞，它们在结构上有什么不同？

（许瑞娜）

第十五章　男性生殖系统

一、实验目的

1. 掌握睾丸的组织结构。
2. 熟悉附睾的组织结构。
3. 了解前列腺的组织结构。

二、实验内容

（一）睾丸和附睾

取材于猴或豚鼠睾丸切面,H-E 染色。

1. 肉眼观察　此切片标本同时切到睾丸和附睾,可见标本上明显区分为两部分。睾丸为较大部分,略呈椭圆形,在睾丸的一侧有一小卵圆形结构为附睾。

2. 低倍镜观察　睾丸表面为致密结缔组织构成的白膜,染成粉红色。白膜以内为睾丸实质,可见实质内呈圆形、椭圆形或长圆形切面的小管,即生精小管,管壁由多层细胞组成。填充在生精小管之间的一薄层疏松结缔组织为睾丸间质,可见其中有成群的圆形或椭圆形的睾丸间质细胞以及一些血管的断面。

3. 高倍镜观察

（1）生精小管　由外向内依次可见不同发育时期的生精细胞,因细胞彼此紧密排列,所以界限不清,可见圆形细胞核。在生精小管的外围有一薄层染成粉红色的基膜(图 15 – 1)。

①精原细胞:位于基膜上,细胞呈圆形,体积较小,核圆形,着色深浅不等。

②初级精母细胞:位于精原细胞内侧。有 1~3 层,细胞大都呈圆形。核大而圆,常因处于分裂状态,故可看到深染的染色体。

③次级精母细胞:在初级精母细胞内侧,靠近管腔面。形态与初级精母细胞相似,但体积

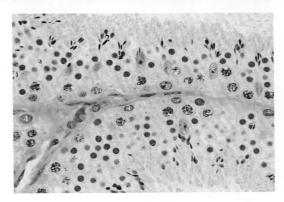

图 15 – 1　生精小管与睾丸间质
1. 精子细胞　2. 精子　3. 精原细胞　4. 睾丸间质细胞
5. 支持细胞　6. 初级精母细胞　7. 次级精母细胞

略小。由于次级精母细胞存在时间短,因此在切片中不易找到。

④精子细胞:位于近腔面,由数层细胞组成。细胞呈圆形,体积比精原细胞小,核圆形,较小,核内染色质致密,故着色深。

⑤精子:位于腔面或腔内。切片中多数精子不显尾部,精子头部一般为菱形或椭圆形,着色深。

⑥支持细胞:位于生精细胞间,细胞轮廓不清,胞核多呈三角形或椭圆形,核内染色质少,着色浅,但核仁明显。

（2）睾丸间质细胞　位于生精小管之间的结缔组织内,细胞体积大,呈圆形或多边形,常三五成群。核大呈圆形,染色淡,常偏于细胞一侧。胞质呈嗜酸性,染为红色(图 15 – 1)。

（3）附睾　在附睾不同部位可见不同形状的小管,一种为输出小管,其上皮由高柱状纤毛细胞群和低柱状细胞群相间排列而成,故管腔不规则。另一种为附睾管,上皮是假复层柱状

上皮,细胞表面有许多静纤毛,管壁较厚,管腔规则(图 15 - 2,见配套主教材图 15 - 10、图 15 - 11)。

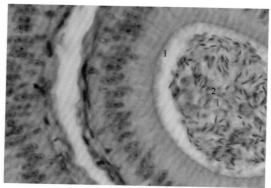

图 15 - 2 附睾管(高倍)
1.纤毛 2.精子

(二)前列腺

取材于猴或豚鼠的前列腺,H-E 染色。

1. 肉眼观察 标本一侧表面染色深红者为被膜,其内有许多大小形状不一的腔隙,即前列腺腺泡腔。

2. 低倍镜观察

(1)被膜 表面有致密结缔组织和平滑肌组成的被膜,被膜组织伸入腺实质,构成支架组织,约占实质的1/3。

(2)腺泡 腺腔较大,腔面形状极不规则,形成许多皱襞,腺上皮为单层立方、单层柱状或假复层柱状。腔内有分泌物浓缩成的圆形或椭圆形、染成红色的前列腺凝固体,其钙化则形成结石(图 15 - 3,见配套主教材图 15 - 15)。

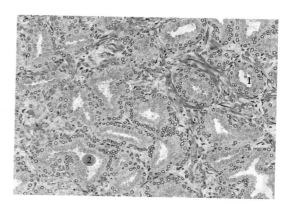

图 15 - 3 前列腺
1.腺泡 2.凝固体

3. 高倍镜观察 同一腺泡的腺上皮形态不一,多为单层柱状或假复层柱状上皮,亦可有单层立方上皮(见配套主教材图 15 - 16)。

三、示教内容

(一)间质细胞电镜图像
(二)精子涂片

四、思考题

1. 在显微镜下如何鉴别生精小管中的各级生精细胞?

2. 睾丸中具有内分泌功能的细胞其形态特点是什么?

3. 试举例说明人体组织中的一些屏障结构。这些屏障的结构特点和作用是什么?

(赵爱明)

第十六章 女性生殖系统

一、实验目的

1. 掌握不同发育时期的卵泡形态结构特点。区别正常卵泡和闭锁卵泡的形态特点。

2. 熟悉黄体组织结构特点。

3. 熟悉子宫壁的组织结构和子宫内膜周期性变化的形态特点。

4. 了解输卵管的形态结构特点。

二、实验内容

(一) 卵巢

取材于猫卵巢,纵切面,H-E 染色。

1. **肉眼观察** 为完整卵巢的切片,外周深染为皮质,中央浅色处为髓质。

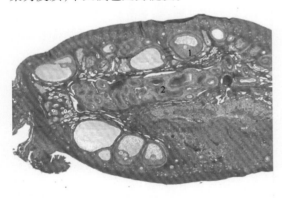

图 16 - 1 卵巢
1. 皮质 2. 髓质

2. **低倍镜观察** 可见卵巢被膜和实质,实质又分为外周深染的皮质、中央浅染的髓质。皮质内可见不同发育阶段的卵泡、黄体及特殊的结缔组织。髓质范围狭小,由疏松结缔组织构成,内含丰富的血管(图 16 - 1,见配套主教材图 16 - 2A)。

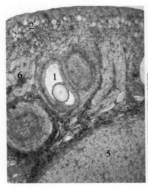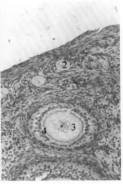

图 16 - 2 卵巢(左:低倍;右:高倍)
1. 次级卵泡 2. 原始卵泡 3. 初级卵泡
4. 透明带 5. 卵泡腔 6. 间质腺

3. **高倍镜观察**

(1) **被膜** 覆盖在卵巢实质表面,表面是单层扁平上皮,深面是由薄层致密结缔组织构成的白膜。

(2) **皮质** 位于被膜下方,由结缔组织和处于不同发育阶段的卵泡组成(图 16 - 1、图 16 - 2,见配套主教材图 16 - 2、图 16 - 4、图 16 - 5)。

①原始卵泡:位于皮质浅层,数量较多,由中央体积较大的初级卵母细胞和周围一层扁平的卵泡细胞组成。

②初级卵泡:位于原始卵泡深层,初级卵母细胞体积增大,由一层或多层立方形或柱形的卵泡细胞围绕在初级卵母细胞周围,卵母细胞和卵泡细胞之间有红染的透明带,呈均质状。紧贴透明带的一层卵泡细胞呈柱状,即放射冠。

③次级卵泡:体积较初级卵泡进一步增大,并出现了卵泡腔。卵丘突出于卵泡腔中,卵泡壁上的卵泡细胞形成颗粒层。颗粒层外形成卵泡膜,卵泡膜分化为内、外两层。

④黄体：体积很大，为淡粉红色细胞团，血管丰富。其中央由颗粒黄体细胞构成，细胞呈多边形，较大，染色浅；膜黄体细胞数量少，位于黄体周边部，较小，圆形或多边形，染色深（见配套主教材图 16 － 7）。

⑤闭锁卵泡及间质腺：闭锁卵泡为退化的各级卵泡，细胞核固缩，染色深，细胞质溶解或吸收，细胞退化，有时可见残存的、红染的透明带。间质腺细胞排列成团、索状，细胞体积大，呈多边形，核圆，胞质内脂滴呈空泡状，故染色浅（见配套主教材图 16 － 8、图 16 － 9）。

（3）髓质 位于实质中央的窄小范围，为富含血管的疏松结缔组织。

（二）增生期子宫

取材于人增生期子宫壁，纵切面，H-E 染色。

1. 肉眼观察 可见切片中子宫壁的一侧染成紫蓝色，为子宫内膜，余粉红色部分主要为肌层。

2. 低倍镜观察 子宫壁由内膜、肌层和外膜构成。含有子宫腺的部分为子宫内膜，子宫肌层非常厚，外膜很薄，染色浅（图 16 － 3，见配套主教材图 16 － 15）。

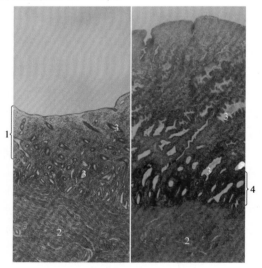

图 16 － 3 子宫（低倍；左：增生期，右：分泌期）
1. 子宫内膜 2. 肌层 3. 子宫腺

3. 高倍镜观察

（1）内膜 上皮为单层柱状上皮，因取材、制片原因，大部分脱落，固有膜为特殊结缔组织，内含大量星形细胞及子宫腺。内膜可见子宫腺各种断面，且出现一些弯曲。在靠近基底层附近的功能层，可见若干被切成扁圆形的螺旋动脉（图 16 － 4）。

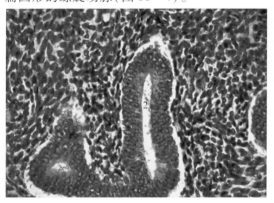

图 16 － 4 子宫增生期内膜（高倍）
1. 基质细胞 2. 子宫腺

（2）肌层 厚，为平滑肌，肌束排列方向不一致，分层不清，肌束之间有大量的结缔组织和丰富的毛细血管。

（3）外膜 位于外表面，大部分为浆膜。

（三）分泌期子宫

取材于人分泌期子宫，纵切面，H-E 染色。

1. 肉眼观察 可见切片中子宫壁的一缘染成紫蓝色，紫蓝色区域厚度大于增生期子宫内膜。

2. 低倍镜观察 子宫壁内膜厚度远大于增生期的子宫内膜，可见较多被切成不同断面的子宫腺。固有层结缔组织较疏松。肌层及外膜结构同增生期（图 16 － 3，见配套主教材图 16 － 15）。

3. 高倍镜观察 子宫内膜更厚，子宫腺更粗，更弯曲，腺腔扩大，内有分泌物；螺旋动脉更长、更弯曲；结缔组织细胞增多，肥大，变圆，基质疏松。肌层、外膜同增生期子宫（图 16 － 5）。

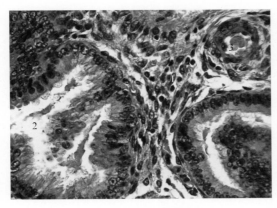

图 16 - 5 子分泌期内膜
1. 基质细胞 2. 子宫腺 3. 螺旋动脉

(四)输卵管

取材于人输卵管,横切面,H-E 染色。

1. **肉眼观察** 可见输卵管切片呈圆形,腔面染色较深者为黏膜,位于输卵管一侧的粉红色结构为输卵管系膜,内有较大的血管。

2. **低倍镜观察** 输卵管管壁由腔内向外分为黏膜、肌层和浆膜三层。黏膜向管腔内突出,形成许多纵行有分支的皱襞,管腔几乎被分支状的皱襞充满,故管腔不规则(图 16 -6)。

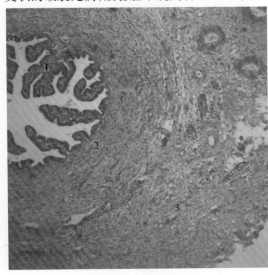

图 16 - 6 输卵管(低倍)
1. 黏膜 2. 肌层 3. 浆膜

3. **高倍镜观察**

(1)黏膜 黏膜上皮为单层柱状,上皮下面为固有膜,由细密的结缔组织构成,血管丰富。上皮及固有膜向腔内突起,形成许多皱襞(图 16 -7)。单层柱状上皮由两种细胞组成:①纤毛细胞,近顶部染色较浅,游离面有纤毛;②分泌细胞,位于纤毛细胞之间,着色较深,无纤毛。

(2)肌层 为内环、外纵两层平滑肌,外纵肌排列较分散,其周围充满大量的结缔组织和血管。

(3)外膜 为浆膜。

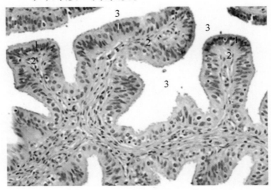

图 16 - 7 输卵管(高倍)
1. 输卵管上皮 2. 皱襞 3. 输卵管管腔

三、示教内容

(一)静止期乳腺
见配套主教材图 16 - 19。
(二)分泌期乳腺
见配套主教材图 16 - 19。
注意观察两个不同生理期乳腺切片中腺泡、导管及脂肪组织的构成比有何不同。

四、思考题

1. 试述卵泡的发育与转归。
2. 试述月经周期中子宫内膜组织结构的变化与卵泡发育的关系。
3. 试述输卵管的组织结构。
4. 试述分泌期乳腺的结构特点。

(何国珍)

下　篇

胚胎学

第十七章 绪 论

人体胚胎的发生发育是一个动态的、连续的、复杂的演变过程。胚胎学实验课程的学习是了解人体胚胎各阶段发生与演变的一个重要手段。

人体胚胎的发生过程开始于受精卵,终止于胎儿出生,历时 38 周左右(约 266 天)。通常将人体胚胎发育分为三个时期:胚前期、胚期、胎期。胚前期和胚期合称为胚,以质变为主;胎期以量变为主。胚期为各器官原基形成时期,是胚胎发育的关键时期。人体胚胎发育过程包括受精卵形成、卵裂、胚泡形成、植入、三胚层形成与分化、胚胎发育、胎盘与胎膜形成、器官与系统的发生及其功能建立、先天性畸形等。

由于人体胚胎的发生发育过程是在母体内进行的,故胚胎标本尤其是早期胚胎来源受限,不易获取。因此在实验课中,主要通过观察体外培养的受精卵、卵裂球、胚泡及早期鸡胚切片、胚胎模型、图片及部分人胚胎和胎儿浸渍标本,并配合观察电影及录像等资料,将动态的、二维的、三维的胚胎发育过程及形态结构的演变有机地联系起来,有助于完善胚胎学的学习。我们在理解胚胎正常发育的基础上,要掌握常见先天性畸形的发生原因,了解相应的形态变化特征。

(刘黎青)

第十八章 总 论

受精卵在受精第 1～8 周内的发育、分化及演变过程，称人胚早期发生，是人体器官原基形成时期。

一、实验目的

1. 掌握人胚前 3 周的发生发育过程（卵裂、胚泡形成、胚泡植入的过程及胚层的形成）。

2. 掌握原条和脊索的形成、三胚层的分化。

3. 了解人胚第 4～8 周的发育过程。

4. 掌握胎盘的结构及功能。

5. 熟悉胎膜的结构特点。

6. 了解胎儿期的外形变化、多胎、双胎、联胎。

二、实验内容

（一）人胚早期发生（第 1 周）——受精、卵裂及胚泡形成

人胚发生第 1 周，精子与卵子融合形成受精卵；受精卵不断进行细胞分裂（即卵裂），使子细胞（卵裂球）数目越分越多，而体积越分越小；至受精后第 3 天，桑葚胚形成，并出现明显的细胞分化；当卵裂球数目很快增至 100 个左右时，细胞分化更为明显，胚泡形成。要求能在模型上指出滋养层、内细胞群、胚泡腔和胚端滋养层。

观察人胚实物图（体外培养细胞）及模型。

1. 精子与卵子 观察精子与卵子的大小、数量、外形特征（图 18－1）。

2. 受精卵

（1）体外培养的受精卵 显示雌、雄原核已形成，并在细胞中部相互靠拢，核膜消失，染色体混合，融合形成二倍体的受精卵；其外包绕

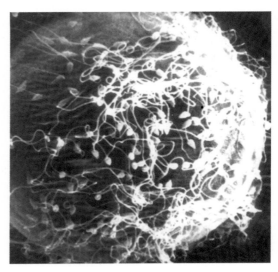

图 18－1 精子与卵子

有透明带（图 18－2）。

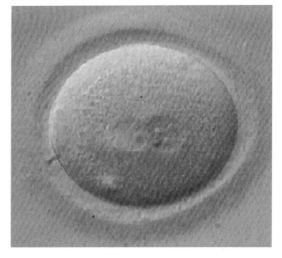

图 18－2 雌、雄原核融合

（2）受精卵的切片 参见配套主教材图 18－4B。受精卵外有红染的透明带，透明带外为

放射冠及部分卵丘细胞。

（3）受精卵的模型　显示受精卵的表面观。受精卵外形呈圆球形，体积大，为粉红色（模型 18 - 1A）。

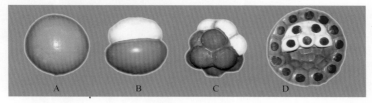

模型 18 - 1　（A 受精卵　B 卵裂　C 桑葚胚　D 早期胚泡）

3. 卵裂

（1）模型　模型 18 - 1B 显示第一次卵裂后形成的两个卵裂球（表面观）。卵裂球为球形，外形相似，大小不等。模型中的卵裂球用两种不同的颜色，以表示其分化来源；其中绿色的大卵裂球，以后分化为滋养层；白色的小卵裂球，主要参与胚体的形成。

（2）体外培养的胚　显示体外培养的不同时期的胚。随着卵裂次数的增加，卵裂球数目越分越多，随之分裂成 2 个、3 个、4 个……但体积越分越小。透明带依然清晰可见，其内的卵裂球呈晶莹半透明状态，包在透明带内（图 18 - 3）。

图 18 - 3　卵裂（二、四、八细胞期）

4. 桑葚胚

（1）模型　模型 18 - 1C 显示桑葚胚的表面观，其外观似桑葚果，由 12 ~ 16 个卵裂球组成，为一实心胚。用两种不同颜色的卵裂球来表示其来源，绿色细胞逐渐由外围包绕内侧的白色细胞。

（2）体外培养的桑葚胚　显示体外培养的桑葚胚，卵裂球聚集成团清晰可见，其间有少许碎片桑葚胚周围仍包有透明带（图 18 - 4）。

5. 胚泡

（1）模型　模型 18 - 1D 显示早期胚泡的正中剖面结构。早期胚泡的腔壁是由单层细胞

（绿色）围绕形成的滋养层，内腔即胚泡腔，腔内的一侧有一群细胞（白色）即内细胞群，细胞中央圆形的结构为细胞核（红色）。

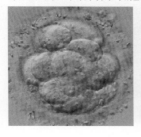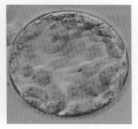

图 18 - 4　桑葚胚　　　　图 18 - 5　胚泡

模型 18 - 2 显示胚泡的正中剖面结构。绿色的腔壁为滋养层，随着胚泡液的增多，胚泡腔逐渐扩大，内细胞群（淡红色）明显突入胚泡腔内，胚泡由胚泡腔、内细胞群、滋养层三部分组成。此时的胚为囊状胚。与内细胞群相连处的滋养层为胚端滋养层。

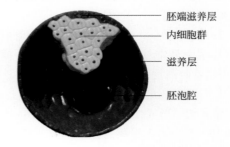

模型 18 - 2　胚泡形成

（2）体外培养的胚泡　可见胚泡外包绕的透明带基本消失（图 18 - 5，见配套主教材图 18 - 7）。

（二）人胚早期发生（第2周）——二胚层期

观察模型，重点观察内细胞群的演变过程。

1. 植入　模型18-3显示第2周已植入的胚及子宫内膜的变化。

植入中的子宫内膜（粉红色）呈蜕膜化改变，其内可见丰富的血管及子宫腺。

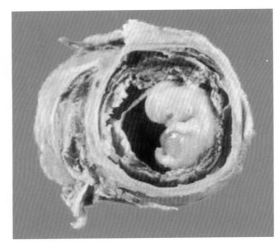

图18-6　输卵管妊娠

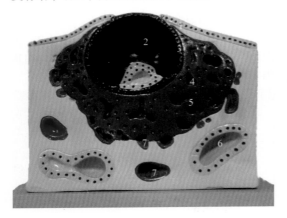

模型18-3　植入

1.子宫上皮　2.胚泡腔　3.细胞滋养层　4.滋养层陷窝
5.合体滋养层　6.子宫腺　7.子宫血管

植入缺口处的子宫蜕膜逐渐愈合，表面的子宫上皮正在修复。胚泡已植入到子宫蜕膜中，绿色为滋养层，其外周为合体滋养层，内侧为细胞滋养层；合体滋养层内已出现滋养层陷窝。胚泡腔下方的内细胞群已开始分化为上胚层（蓝色）和下胚层（黄色）。

2. 异常植入——输卵管妊娠　输卵管妊娠是宫外孕中最常见的类型。在输卵管的横断面，可见管腔内发育的胚胎（图18-6）。

3. 二胚层胚盘形成　至第2周末，由上、下胚层紧密相贴形成二胚层胚盘。模型18-4和模型18-5为第2周胚的正中剖面，分别显示下胚层及上胚层形成过程。

（1）下胚层形成　随着胚泡的植入，内细胞群细胞（蓝色）不断增殖分化，在胚泡腔侧首先形成一层较小的立方形细胞，称下胚层（黄色）又称初级内胚层（模型18-4）。

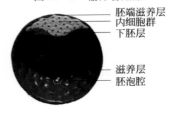

胚端滋养层
内细胞群
下胚层

滋养层
胚泡腔

模型18-4　下胚层形成

（2）上胚层形成　在近胚端滋养层侧的内细胞群则演变成一层较大的柱状细胞，称上胚层（蓝色）又称初级外胚层。可见胚端滋养层处首先分化形成合体滋养层（模型18-5）。

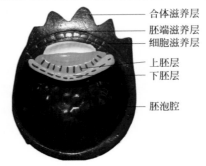

合体滋养层
胚端滋养层
细胞滋养层

上胚层
下胚层

胚泡腔

模型18-5　上胚层形成

4.羊膜腔、卵黄囊的形成　模型18-6和模型18-7分别显示羊膜腔和卵黄囊的正中剖面观。

植入完成时，上胚层与胚端滋养层之间形

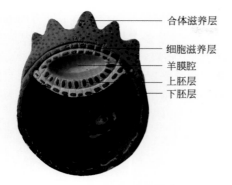

模型 18-6 羊膜腔形成

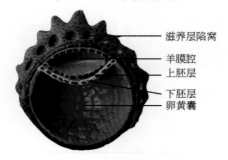

模型 18-7 卵黄囊形成

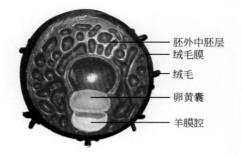

模型 18-8 胚外中胚层形成

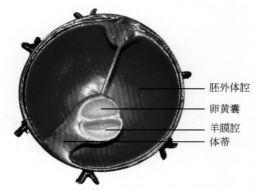

模型 18-9 胚外体腔及体蒂形成

成一腔为羊膜腔（蓝色）（模型 18-6、模型 18-7）；下胚层（黄色）周边部分的细胞向腹侧延伸包绕形成一封闭的囊即卵黄囊（橘黄色）（模型 18-7）。可见羊膜腔的底（上胚层）和卵黄囊的顶（下胚层）共同构成的二胚层胚盘。由胚端滋养层处开始分化形成的合体滋养层中，可见滋养层陷窝（模型 18-7）。

5. 胚外中胚层及体蒂的形成

（1）胚外中胚层形成 模型 18-8 为胚的正中剖面观，显示胚外中胚层的形成。

随着内细胞群的分化，在羊膜腔、卵黄囊与细胞滋养层之间出现一些星形细胞，填充于胚泡腔内，形成胚外中胚层（红色）。模型的外表面为绒毛膜（绿色），其上散在的绿色突起为绒毛。

（2）胚外体腔及体蒂的形成 模型 18-9 为胚的正中剖面观，显示胚外体腔及体蒂的形成。

在第 2 周末的胚胎模型中可见，胚外体腔（红色）已形成，贴附于卵黄囊外表面的胚外中胚层为胚外脏壁中胚层，覆盖于细胞滋养层内表面及羊膜囊外表面的为胚外体壁中胚层。

另外可见，二胚层胚盘及其卵黄囊和羊膜囊借助于体蒂，悬吊于胚外体腔内。

（三）人胚早期发生（第 3 周）——三胚层期

观察模型及鸡胚切片。重点观察三胚层的形成及演变。

1. 三胚层胚盘形成

（1）模型 18-10 显示三胚层胚盘，分别由蓝、红、黄三种颜色表示不同胚层。

三胚层胚盘呈梨形，头大尾小。蓝色示外胚层，胚盘头侧中央凹陷处为神经沟，沟两外侧隆起处为神经褶（白色）；原条已渐退至胚盘尾端。外胚层下方红色的部分为中胚层即胚内中胚层，中胚层下方黄色的部分为内胚层。三者共同构成三胚层胚盘。

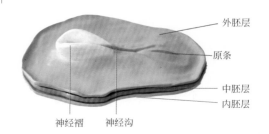

模型 18 - 10   三胚层胚盘

(2)图 18 -7A 显示三胚层胚盘形成。取材鸡胚，H-E 染色。

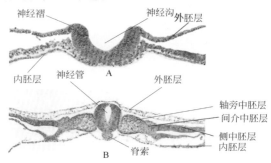

图 18 - 7   三胚层胚盘光镜像

（A 三胚层胚盘形成   B 三胚层胚盘分化）

低倍镜观察，外胚层中央部分的细胞增厚并凹陷形成神经沟，沟两外侧隆起处为神经褶；外胚层下方较厚的部分为中胚层，中胚层下方较薄的一层为内胚层。

2. 三胚层胚盘的分化

图 18 -7B 显示三胚层的分化，取材鸡胚，H-E 染色。

低倍镜观察，中胚层细胞已增厚并分化为轴旁中胚层、间介中胚层、侧中胚层和间充质。

（1）外胚层   表面外胚层覆盖于胚体表面，已经与神经管分离。

（2）神经管   神经沟已封闭为神经管，位于胚体中轴、表面外胚层下方，呈管状，染色深，管壁由假复层上皮围绕。

（3）脊索   位于神经管腹侧，为一较小的圆形细胞团。

（4）轴旁中胚层   已形成结节状的体节，切面呈三角形，位于脊索两侧。

（5）间介中胚层   为位于体节外方的细胞索，切片上呈圆形条索状细胞索。

（6）侧中胚层   位于间介中胚层的外方，已分化为与外胚层相贴的体壁中胚层，及与内胚层相贴的脏壁中胚层；两层之间的腔隙为胚内体腔（与胚外体腔相通）。

（7）内胚层   位于胚体腹侧，由一层细胞组成。

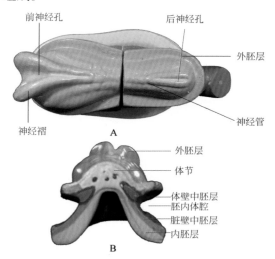

模型 18 - 11   神经管形成（A 表面观   B 横断面）

3. 神经管形成   模型 18 -11 显示神经管形成，A 示神经管的表面观，B 示神经管的横断面。

第 3 周末的人胚模型，蓝色示外胚层。模型 18 -11A 可见从神经沟中段开始，向头尾两端闭合，逐渐形成神经管，头、尾两端未闭合处分别为前神经孔、后神经孔。神经管两侧的结节状隆起为深层的体节（体节的表面观），成对出现。

模型 18 -11B 可见体节（浅粉色）分化，侧中胚层已形成胚内体腔、体壁中胚层和脏壁中胚层（橘黄色），黄色为内胚层。胚体已开始侧褶，最终结果使平盘状胚演变为圆柱状胚。

4. 体节形成   图 18 -8 取材鸡胚，胭脂红染色。观察体节的光镜下结构。

低倍镜观察，可见中轴红染的条状结构为神经管，神经管两侧纵排有成对出现的红染的

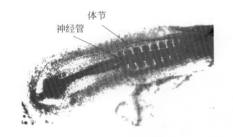

图 18 - 8 体节光镜像

团块状细胞团——体节。

5. 内胚层分化 模型 18 - 12 显示内胚层的分化。

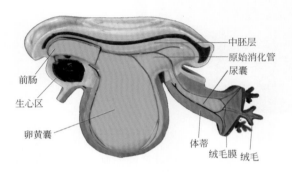

模型 18 - 12 内胚层分化

观察模型，粉红色所示为中胚层，下方黄色长管状的结构为内胚层演化形成的原始消化管（原肠），位于原肠头端部分称为前肠，尾端部分称后肠，中段与下方卵黄囊相连的部分为中肠。前肠的头端腹面有口咽膜封闭，后肠的末端腹面有泄殖腔膜将原肠封闭。前肠头端腹面、口咽膜尾侧有生心区。卵黄囊顶部尾侧的内胚层向体蒂(橘黄色)内突出形成一个盲管即尿囊(黄色)。体蒂一端连胚体，另一端连绒毛膜。

6. 常见的畸形

（1）畸胎瘤 畸胎瘤由多种组织成分构成。常发生于骶尾部、生殖腺等部位。图 18 - 9 所示畸胎瘤位于身体骶尾部。

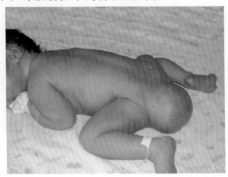

图 18 - 9 畸胎瘤

（2）无脑儿、脊柱裂脊髓裂 在神经管发育过程中，若头、尾两端的前神经孔和后神经孔未闭合，则分别形成无畸形、脊柱裂脊髓裂（图 18 - 10）。

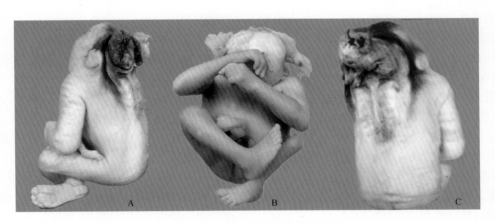

图 18 - 10 无脑畸形伴脊柱裂脊髓裂

（A 侧面观 B 正面观 C 背面观）

（四）人胚早期发生（第 4 ~ 8 周）——胚体外形变化

通过模型 18 - 13 显示子宫内的胚体、胎

盘、胎膜、子宫内膜之间的关系。重点观察以下几点：

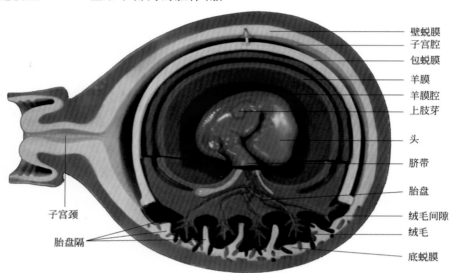

壁蜕膜
子宫腔
包蜕膜
羊膜
羊膜腔
上肢芽
头
脐带
胎盘
绒毛间隙
绒毛
底蜕膜

子宫颈
胎盘隔

模型 18 - 13　子宫内的胚体

1. 胚体外形　此期在羊膜腔内的胚体渐演变呈"C"字形。到第 8 周末时,胚胎的躯干变直,头颈部渐分明;头部逐渐抬起,眼、耳、鼻、颜面逐渐形成,出现上、下肢芽;脐带明显。

2. 胚体与原始脐带　胚体通过原始脐带与胎盘相连,可见脐带内有脐动脉、脐静脉、退化的卵黄囊、尿囊等。脐带一端连于在羊膜腔内生长发育的胚体,另一端连于胎盘。

3. 胚体与子宫内膜、胎盘、胎膜的关系植入后的子宫内膜改称蜕膜。覆盖在胚体表面的蜕膜为包蜕膜,胚体深部的蜕膜为底蜕膜(基蜕膜),子宫其余部分的蜕膜为壁蜕膜。随着胚胎体积的增大,子宫腔渐变小。可见丛密绒毛膜与相接触的底蜕膜共同发育形成的胎盘。胎盘的胎儿面有绒毛干、游离绒毛。还可见绒毛间隙及由母体底蜕膜突出形成的胎盘隔等结构。通过观察模型,明确胚体外形的特征变化,脐带内容物、子宫蜕膜、绒毛干、绒毛、胎盘隔、绒毛间隙的位置和相互之间的关系。

思考:母体与胎儿之间的血液循环特点,母体血与胎儿血是否相混,母体与胎儿之间的物质交换要通过哪些结构,有何意义?

（五）胎儿期

观察不同年龄阶段的正常胎儿浸渍标本时,应注意观察胎儿外形、大小的变化及所见器官的演变。

1. 图 18 - 11 显示 3 个月的胎儿(已剥离羊膜),观察分离出的胎儿与胎盘、脐带的关系。

2. 图 18 - 12 显示 6 个月的胎儿,将羊膜打开观察胎儿在羊膜腔内的姿势。同时可观察到胎儿的皮下血管,脐带清晰可见。可见胎儿的耳位置较低。

3. 图 18 - 13 显示 7 个月的胎儿外形特征。

4. 图 18 - 14 显示子宫内的胎儿(将子宫壁打开一缺口,暴露胎儿)。毛发清晰可见。

5. 图 18 - 15　显示羊膜腔内的胎儿。子宫壁已剥离,透过半透明的羊膜可见羊膜腔内

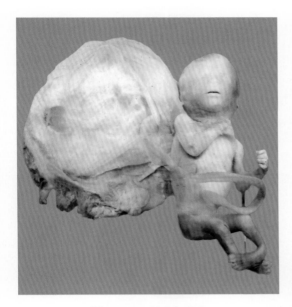

图 18 - 11　胎儿与胎盘

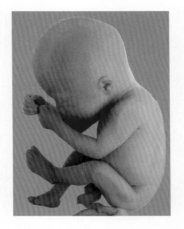

图 18 - 13　七个月胎儿

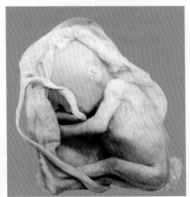

图 18 - 12　胎儿与羊膜

的胚体、脐带。

（六）胎膜与胎盘

　　观察胎儿模型及标本，掌握胎膜（羊膜、卵黄囊、尿囊、脐带、绒毛膜）及胎盘的结构。注意胎盘形态大小及结构。浸渍标本的羊膜、胎盘、脐带及胎儿之间的关系。

　　1. 浸渍标本

　　（1）图 18 - 11 显示脐带一端连于胎儿脐部，另一端连于胎盘胎儿面。胎盘位于胎儿右侧，胎儿面有羊膜覆盖较光滑，在胎盘右下方可

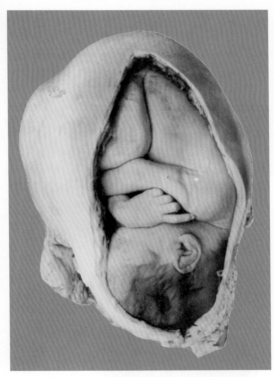

图 18 - 14　子宫内的胎儿

见少许母体面的结构。

　　（2）图 18 - 12 显示羊膜、脐带。

　　（3）图 18 - 15 显示胎盘、脐带、羊膜、羊膜腔。

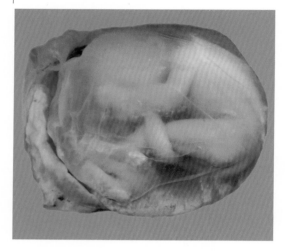

图 18 - 15　羊膜腔内的胎儿

（4）足月胎盘的浸渍标本　参见配套主教材图 18 - 40。可见胎儿面与母体面结构特点。

2. 模型

（1）模型 18 - 12 和模型 18 - 13 中，可见卵黄囊、尿囊、羊膜腔、脐带、绒毛膜等结构。

（2）模型 18 - 14 显示卵黄囊的表面观。模型上方为胚体（胚盘）及羊膜腔所在处，下方膨大为卵黄囊，其表面橘黄色结构为卵黄囊外侧的胚外脏壁中胚层，表面的许多小凸起示其内侧发生中的血岛。卵黄囊与胚盘尾端圆索状结构为体蒂，体蒂末端板状结构示绒毛膜，绒毛膜表面有突出的绒毛（绿色）。

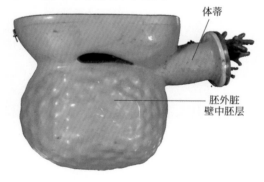

体蒂

胚外脏壁中胚层

模型 18 - 14　卵黄囊及体蒂

（3）模型 18 - 15 显示模型 18 - 14 的剖面观，示卵黄囊。将模型 18 - 15 表面的胚外脏壁中胚层（橘黄色）剥离，即显示其内侧的卵黄囊（淡黄色），卵黄囊表面的粉红色凸起表示血岛。还可见体蒂、绒毛膜及绒毛膜表面的绒毛干。次级绒毛干表面的绿色为滋养层，中轴的橘黄色为胚外中胚层。

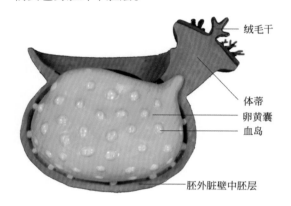

绒毛干

体蒂

卵黄囊

血岛

胚外脏壁中胚层

模型 18 - 15　卵黄囊及绒毛膜

3. 铸型标本　观察胎盘动、静脉铸型标本，注意区分胎盘动脉与静脉，铸型标本中血管的分布、形态及大小。

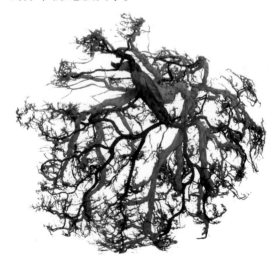

模型 18 - 16　胎盘动、静脉铸型标本

4. 脐带绕颈　参见配套主教材图 18 - 39。

（七）孪生和联体双胎

孪生又称双胎。联体双胎可分为对称性联体双胎和不对称联体双胎两大类。前者可分为头联双胎、胸联双胎、腹联双胎、胸腹联双胎、臀联双胎等;后者可分为寄生胎、纸样胎、胎内胎等。

1. 模型

（1）模型 18 - 17　显示子宫内胎儿的正常体位,胎儿左侧可见脐带和胎盘。

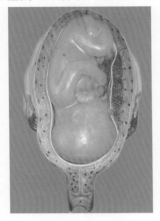

模型 18 - 17　单胎

（2）模型 18 - 18　显示子宫内孪生儿的正常体位,胎盘位于子宫底部。胎儿有各自的羊膜腔。

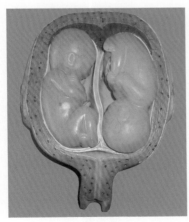

模型 18 - 18　双胎

2. 浸渍标本

（1）单卵孪生　孪生儿共用一个胎盘,各自拥有脐带(图 18 - 16)。

（2）对称性联体双胎　联体胎儿大小相仿、结构对称,但联接部位不同。可见胸腹联双胎(图

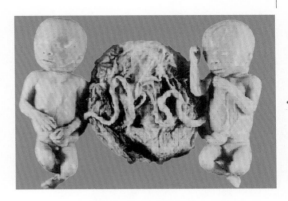

图 18 - 16　单卵孪生

18 - 17、图 18 - 18)、头胸腹联双胎(图 18 - 19)、头联双胎(图 18 - 20)、腹联双胎(图 18 - 21)。

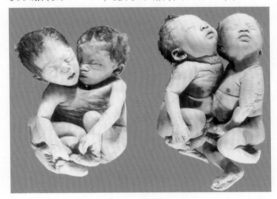

图 18 - 17　胸腹联双胎

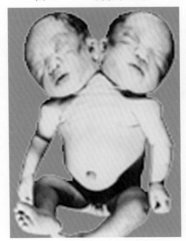

图 18 - 18　胸腹联双胎

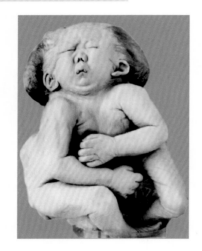

图 18 – 19　头胸腹联双胎

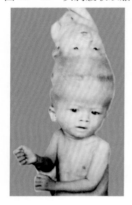

图 18 – 20　头联双胎

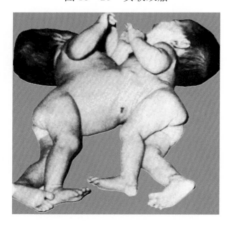

图 18 – 21　腹联双胎

（3）不对称性联体双胎　联体胎儿发育不同步，大小差异大。图 18 – 22 所示寄生胎位于胎儿身体背部。图 18 – 23 所示寄生胎位于胎儿身体骶尾部，可见发育不良的肢体、毛发及其他组织成分。

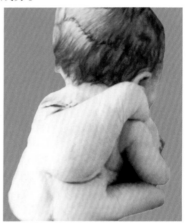

图 18 – 22　寄生胎

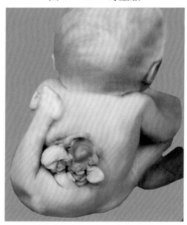

图 18 – 23　寄生胎

（八）示教及录像观察

观察人胚发生发育过程的摄像、图片及模型。

三、思考题

1. 受精卵的形成及意义。

2. 卵裂与一般有丝分裂的不同点。

3. 桑葚胚与胚泡的不同点。

4. 植入后子宫内膜的变化。

5. 原条和脊索的形成及意义。

6. 三胚层的形成及分化。

7. 人胚第 8 周的外形特征。

8. 胎膜和胎盘的组成、结构、发生来源及
功能。

9. 胎儿期的外形变化。

10. 何谓双胎、多胎、联胎？

（刘黎青）

第十九章 各 论

第一节 颜面、颈和四肢的发生，消化系统和呼吸系统的发生

一、实验目的

1. 熟悉颜面的形成、咽囊的演变以及颜面的常见畸形。

2. 了解四肢的发生及常见畸形。

3. 熟悉消化管的发生及演变、消化管的常见畸形。

4. 了解消化腺、呼吸系统的发生及常见畸形。

二、实验内容

（一）颜面、咽、咽囊发生及颈的形成和常见畸形

第 4 周时，胚盘已向腹侧卷折成为圆柱形。颜面开始发生，胚体头端形成一大的圆形突起——额鼻突，其下方一较大的隆起称心突，位于两者之间的第一鳃弓分叉形成左、右上颌突和左、右下颌突。由额鼻突、左右上颌突及左右下颌突5 个突起围绕中央的口凹，共同组成胚体的颜面。

1. 第 3～4 周胚胎模型侧面观（模型 19－1）

模型呈圆柱形，头部左侧（腹侧端）较大的隆起是额鼻突，其下方凹陷处为口凹，口凹下方分别有第一鳃弓（腹侧部分分叉形成上颌突和下颌突）及其下方一大的隆起——心突。在第一鳃弓右面有三条斜行、红色的结构，表示为第 1～3 鳃沟。模型中段偏下左侧的黄色部分是卵黄囊和脐带，脐带左边缘绿色的部分表示绒毛膜，模型右侧较光滑的弧形部分即胚胎的背侧。

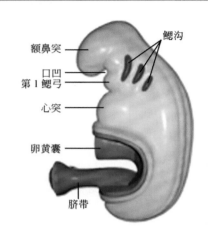

模型 19－1 第 3～4 周胚侧面观

2. 第 3～4 周胚腹面观（模型 19－2）

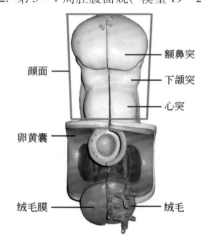

模型 19－2 第 3～4 周胚腹面观

（1）腹面整体 可分为两部分，即上方的颜面和下方的卵黄囊以及脐带部分，脐带边缘有明显的绒毛膜结构。此模型的腹侧面可见一条中线，由此可将模型从矢状切面分离为左右

两半,以观察胚胎的内部结构。

（2）颜面部分　头端可见膨大的额鼻突和下方的心突,两者之间比较明显的突起是第一鳃弓分叉形成的左右下颌突。

3. 第 4 ~ 5 周胚胎模型侧面观（模型 19 - 3）　随着胚胎的进一步发育,第 4 ~ 5 周时口凹加深,口凹的下方绿色部分显示的是额鼻突下缘两侧形成的鼻窝,口凹偏左上方可见发生中的右眼。第 1 鳃弓已分化为上颌突和下颌突,上颌突位于右眼的右侧,下颌突在上颌突的右下方,下颌突的右边有明显的红色的鳃沟,位于第 1 ~ 2 鳃沟间的第 2 鳃弓较明显。在胚胎左右两侧体壁的上下方分别有小突起出现即上肢芽和下肢芽。

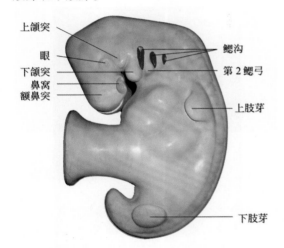

模型 19 - 3　第 4 ~ 5 周胚胎模型侧面观

4. 第 3 ~ 4 周胚胎模型剖面观（模型 19 - 4）

此模型为胚胎的正中矢状面,可观察胚胎的内部结构。模型头部有一个乳白色的隆起是视泡,下方心突中有红色的原始心脏,在视泡和心脏之间的右侧黄色的突起即是咽囊的侧面观。

内胚层（黄色标志）已被包卷呈圆筒状的原肠,模型中央左侧可见卵黄囊口径相当大,与之相通的消化管为中肠,中肠头侧连接前肠,前肠头侧膨大部分形成咽。中肠尾侧的肠管为后肠。

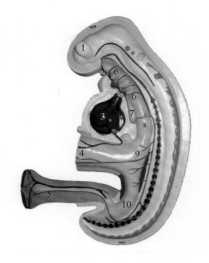

模型 19 - 4　第 3 ~ 4 周胚胎模型剖面观

1.视泡　2.口咽膜　3.心脏　4.卵黄囊
5.脐带　6.咽囊　7.喉气管憩室　8.前肠
9.中肠　10.后肠

5. 第 3 ~ 4 周咽囊腹面观（模型 19 - 5）

咽囊呈上宽下窄的漏斗形,其头端的口咽膜在第 4 周破裂后与原始口腔相通,故上方的开口为咽,可见到咽腔。咽囊两侧面由内胚层向外突起形成 5 对咽囊,模型 19 - 5 中可见已发育形成的 4 对咽囊。咽囊可分化为一些重要的器官。在第 1、2 咽囊之间的正中部分绿色结构显示的是甲状腺的原基（甲状腺憩室）,红色的显示弓动脉,咽囊的下端前方正中有黄色的喉气管憩室。

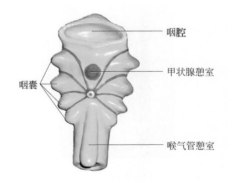

模型 19 - 5　第 3 ~ 4 周咽囊腹面观

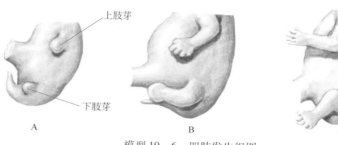

模型 19 - 6　四肢发生组图
1. 上肢芽　2. 下肢芽

6. 常见畸形

（1）唇裂　多因上颌突与同侧内侧鼻突未愈合所致，单侧多见，可伴有腭裂和牙槽突裂（图 20 - 1 或参见配套主教材图 19 - 7）。

（2）腭裂　参见配套主教材图 19 - 8。

（二）四肢的发生及常见畸形

1. 四肢发生模型组图（模型 19 - 6）　此模型组显示了从第 4 ~ 8 周的四肢发生过程。在胚胎左右两侧体壁的上下方分别有小突起出现即上肢芽和下肢芽（A 图）。随着胚胎的发育上肢芽分化成为臂、前臂和手；下肢芽则分化成为大腿、小腿和足三段（B 图），手、足起初为桨板状，而后其远端各出现四条纵沟，至第 8 周，手指和足趾形成（C 图）。

2. 常见畸形

（1）短肢畸形　短肢畸形为四肢短小，手和足几乎长在躯干上（图 19 - 1）。

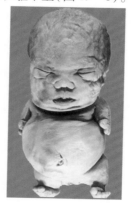

图 19 - 1　短肢畸形

（2）并肢畸形　双下肢合并（图 19 - 2）。

（赵海军）

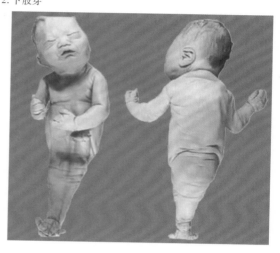

图 19 - 2　并肢畸形

（三）消化系统和呼吸系统的发生及常见畸形

消化系统及呼吸系统的大多数器官由原始消化管分化而成。人胚第 3 ~ 4 周，原始消化管（原肠）形成，从头端至尾端分为前肠、中肠和后肠三段。原肠的头、尾端各有口咽膜和泄殖腔膜封闭，两膜分别在第 4 周和第 8 周破裂消失。

1. 模型

（1）第 4 ~ 5 周胚胎模型剖面观（模型 19 - 7）　此模型为胚胎的正中矢状面，可观察胚胎的内部结构。

此模型口咽膜已破裂，卵黄囊退化，原始消化管能分出咽、食管、胃和肠。食道的腹侧，可见喉气管憩室末端形成的一对肺芽（黄色）。胃下方可见胆囊（深绿色），胰和肝脏在该模型上未显示出来。中肠襻弯曲成"U"形，突入到

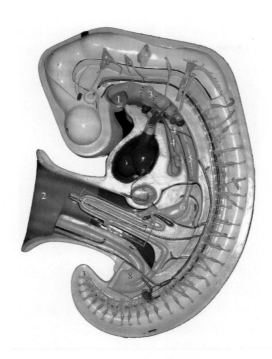

模型 19 - 7　第4～5周胚胎模型剖面观
1.咽腔　2.脐腔　3.咽囊　4.喉气管憩室
5.食管　6.胃　7.中肠襻　8.泄殖腔

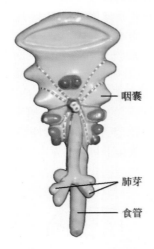

模型 19 - 8　第4～5周咽囊及
喉气管憩室腹面观

脐腔(见长方形绿线条框内)。后肠末端膨大为泄殖腔(见胚体尾部梯形的绿线条框内),经尿直肠隔的分隔,可将泄殖腔分隔为腹侧的尿

生殖窦和背侧的直肠。

（2）第4～5周咽囊及喉气管憩室腹面观（模型19－8）　在模型19－5的基础上,咽囊进一步发生,分化为一些重要器官的原基,在下方可见到前方有喉气管憩室末端形成的一对肺芽,是支气管和肺的原基,肺芽的后方为食管。

2. 常见畸形
（1）内脏膨出　腹腔中的部分内脏(肠管)经腹壁缺损处膨出(图19－3)。

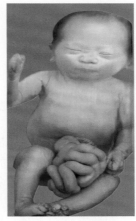

图 19 - 3　内脏膨出

（2）消化道狭窄　参见配套主教材图19－17。
（3）肠管先天畸形　参见配套主教材图19－18。
（4）气管食管瘘　参见配套主教材图19－21。

（四）录像观察
观察颜面、颈、四肢及消化系统和呼吸系统的发生过程。

三、思考题

1. 如何依据不同的形状结构特点来辨认鳃弓和咽囊?
2. 常见的颜面畸形有哪些? 它们是怎样形成的?
3. 胃和肠发生过程中,是如何旋转的,它们旋转的机制是什么?
4. 试述消化管的常见畸形和成因。

（王春艳）

第二节　泌尿系统与生殖系统的发生、心血管系统的发生

一、实验目的

1. 掌握后肾的发生及泄殖腔的分隔。

2. 掌握心脏的内部分隔及几种常见的心脏先天性畸形。

3. 熟悉中肾旁管和中肾管的演变。

4. 了解中肾的发生、生殖腺的发生及生殖管道的发生。

5. 了解心脏外形的演变。

二、实验内容

（一）泌尿系统与生殖系统的发生及常见畸形

泌尿系统与生殖系统的主要器官均起源于间介中胚层。人胚第 3 周时，头侧的间介中胚层形成生肾节，为前肾的原基。其余的间介中胚层形成生肾索，为中肾和后肾的原基。第 4 周末，生肾索体积增大，并从胚体后壁形成左右对称的一对纵行隆起，称尿生殖嵴，是中肾、生殖腺及生殖管道的原基。尿生殖嵴分化为外侧的中肾嵴和内侧的生殖腺嵴（参见配套主教材图19 - 24）。

1. 泌尿系统发生　第 6 周胚胎模型正中矢状面观（模型 19 - 9），此模型为模型 19 - 7 的尾端局部放大。可观察泌尿生殖系统的发生。该模型中可见：

（1）中肾管（绿色）下行并开口于泄殖腔（黄色）。

（2）中肾管在接近泄殖腔处的中肾管背外侧壁发出输尿管芽（绿色），后者为输尿管、肾盂、肾盏和集合管的原基。

（3）输尿管芽顶端包绕着生后肾原基（深灰色），两者共同形成后肾。

（4）尿囊及后肠末端与膨大的泄殖腔相通，泄殖腔的尾端腹侧为泄殖腔膜封闭（以后

泄殖腔膜被分为背、腹两份。背侧为肛膜，破裂后直肠与外界直接相通；腹份为尿生殖窦膜）。

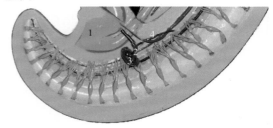

模型 19 - 9　泌尿系统的发生
1. 泄殖腔　2. 输尿管芽　3. 生后肾原基　4. 中肾管

（5）泄殖腔的分隔。原来的泄殖腔已经被尿直肠隔不完全地分隔，形成腹侧的尿生殖窦和背侧的原始直肠。

（6）尿生殖窦上段膨大发育形成膀胱，其顶端与尿囊相通（模型 19 - 7）。

2. 生殖系统发生　受精时即决定了胚胎的遗传性别。男性和女性的生殖系统的发生过程均可分为性未分化和性分化两个阶段。以人胚第 7 周为界，之前称生殖器官未分化期。人胚第 7 周，性腺开始分化，而外生殖器的性别特征则要到第 12 周才能辨认。

（1）生殖腺发生和分化　表面上皮、生殖腺嵴的间充质及原始生殖细胞共同参与生殖腺的形成。胚胎第 5 周，表面上皮向生殖腺嵴中生出许多不规则的初级性索。第 6 周开始，卵黄囊壁上的原始生殖细胞沿背侧肠系膜向生殖腺嵴迁移，并散在于初级性索内（图19 - 4）。

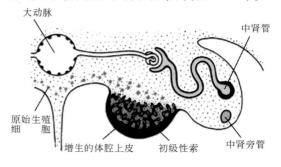

图 19 - 4　生殖腺的发生

若向男性分化,初级性索与表面上皮分离,并向生殖腺嵴深部生长,分化为生精小管,逐步发生为睾丸。若向女性分化,未分化性腺自然分化成卵巢(参见配套主教材图 19 – 29、图 19 – 30)。

(2)生殖管道的分化 若为男性,睾丸分泌的雄激素促进中肾管发育,抗中肾旁管激素则抑制中肾旁管的发育使其退化,仅存留少数中肾小管发育形成输出小管,中肾管分别形成附睾管、输精管、射精管和精囊。若为女性,因缺乏雄激素中肾管逐渐退化。中肾旁管则继续发育,其上段和中段形成输卵管,中肾旁管的下段在中线合并形成子宫,尾段形成子宫颈和阴道穹隆部(参见配套主教材图 19 – 32)。

3. 泌尿系统与生殖系统发生常见畸形

(1)多囊肾 该标本中可见大小不等的囊泡(图 19 – 5),是因由生后肾原基发生的肾单位未与集合小管接通,尿液积聚不能排出,肾单位末端膨胀呈囊泡状而致。多囊肾囊泡的多少与大小存在着很大的差异。

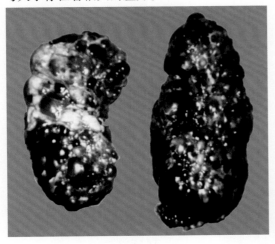

图 19 – 5 多囊肾

(2)马蹄肾 属于异位肾,该标本中可见两肾下端异常融合,形成一个呈"U"字形的大肾(图 19 – 6),似马蹄状,故称马蹄肾。其最终位置较正常肾低。

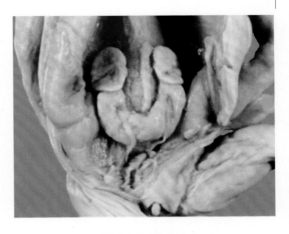

图 19 – 6 马蹄肾

(3)隐睾 指足月儿在生后的 6 周内或早产儿在生后 3 个月内,睾丸未下降至阴囊。可停留在腹腔或腹股沟等处(图 19 – 7)。

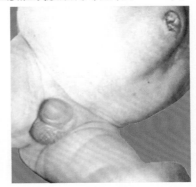

图 19 – 7 隐睾

(4)先天性腹股沟疝 参见配套主教材图 19 – 34C。

(5)鞘膜积液 外观可见阴囊肿大(图 19 – 8),因鞘膜腔积液而致。

(王春艳)

(二)心血管系统的发生及常见畸形

心血管系统由中胚层分化而来。人胚第 3 周末,形成原始心血管系统并开始血液循环。

1. 原始心血管系统 原始心血管系统左右对称。包括①心管 1 对,于第 4 周合并为 1 条。②动脉有腹主动脉 1 对,连于心管头端,以后融合成 1 条动脉囊;背主动脉 1 对,以后合并

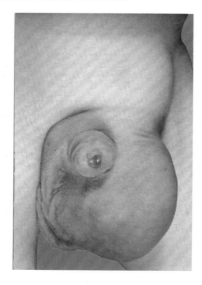

图 19 – 8 鞘膜积液

成为 1 条,沿途发出许多分支。③静脉有 1 对前主静脉和 1 对后主静脉,两者分别汇合成左、右总主静脉;卵黄静脉和脐静脉各 1 对,分别与同名动脉伴行。最终在胚体内外形成了胚体循环、卵黄囊循环和脐循环三套循环通路(见配套主教材图 19 – 37)。

2. 心脏外形的演变　模型 19 – 10 为腹面观。该套模型为自围心腔内(见配套主教材图 19 – 39)取出的心管模型,观察人胚第 3 ~ 5 周心管及心脏外形的演变过程。

(1)胚胎模型 19 – 10A

①心球与心室间形成突向右侧的弯曲,使心管弯曲呈"S"形。

②由于两个缩窄环的出现,将"S"形的心管分成心(动脉)球、心室和心房。

③心球渐转向背侧,心球头端与动脉干相连;心室渐向腹侧转位,心房渐向背侧转位。

④心房的尾端可见扩大的静脉窦(蓝色),窦的末端分为左、右两角。

(2)胚胎模型 19 – 10B

①心脏体积增大,心(动脉)球头端可见第 1、2 对弓动脉(红色)。

②观察心球、心室、心房外形及位置的改变。

③移至背面的静脉窦末端演变成左、右角。左右两角均由内向外形成三个属支,分别为卵黄静脉、脐静脉、总主静脉。

(3)胚胎模型 19 – 10C

①随着心房、心室位置的进一步演变,此模型上可见心房和心室之间出现凹沟(示心脏内部开始分隔)。

②心室向腹侧、尾侧生长,心房向背侧、头侧生长。心球则位于心房腹面,心房背面有食道。心房向左右两侧扩大,于心球两侧形成两个囊状的心房。

③若背面观可见静脉窦左角近侧段演变成冠状窦,以后其属支头段退化。

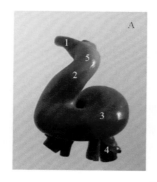
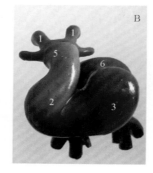
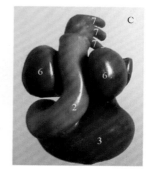

模型 19 – 10　人胚第 3 ~ 5 周心脏外形的演变

1. 第 1 弓动脉　2. 心球　3. 心室　4. 静脉窦

5. 动脉干　6. 心房　7. 弓动脉

而静脉窦的右角变大,右总主静脉参与上腔静脉的形成,右卵黄静脉头段参与形成下腔静脉。

④人胚第5周,已接近成体心脏外形,背面的上、下腔静脉分化明显,左心房后壁出现两条肺静脉芽。

3.心脏内部的分隔　观察人胚心脏内部分隔模型剖面观。

模型19－11为心脏的冠状切面,分离出

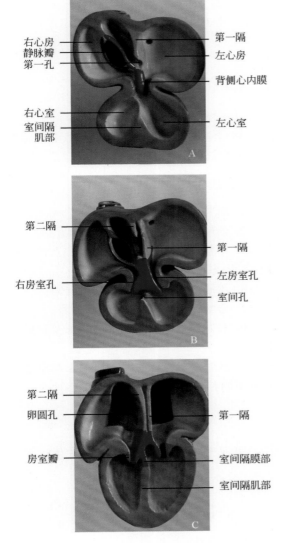

模型19－11　人胚第5~7周心脏内部的分隔

心脏的腹侧半,暴露出心脏背侧半的腹面结构。上方两腔为原始心房,下方两腔为原始心室。主要观察人胚第5~7周心脏内部的分隔演变过程。

(1)胚胎模型19－11A

①第一房间隔:原始心房顶部背侧壁中央形成的结构为第一房间隔。

②心内膜垫及房室管:房室管(心房与心室交界处)背、腹侧出现了心内膜垫,两个心内膜垫彼此对向生长、互相融合,将房室管分隔为左、右房室管。本模型显示的为背侧份心内膜垫(红色)。

③第一房间孔:第一房间隔向心内膜垫方向生长,但其下缘尚未融合,形成第一房间孔。

④静脉窦:右心房后壁的圆形孔道为静脉窦口,静脉窦入口处的皱褶为静脉窦瓣膜(深蓝、灰色所示)。心房背面有静脉窦,左角已开始萎缩。

(2)胚胎模型19－11B

①第一房间隔下方与已融合的背腹心内膜垫接触,第一房间孔逐渐闭合。同时第一房间隔上部出现若干小孔,渐形成第二房间孔。

②第一房间隔稍右侧的心房顶壁上,出现第二房间隔(黄色),其下缘呈新月形,并与心内膜垫之间形成卵圆孔。

③心内膜垫下缘向心室方向生长的同时,心室内室间隔肌部形成。室间隔肌部上缘与心内膜垫下缘之间的孔称室间孔。

(3)胚胎模型19－11C

①第一房间隔、第二房间隔与心房内卵圆孔已形成,第一房间隔形成卵圆孔瓣(浅蓝色)遮盖卵圆孔,注意卵圆孔与第二房间孔的位置关系。

②室间隔肌部、心内膜垫和螺旋形心球嵴下缘三者融合,形成室间隔膜部,封闭室间孔。

③静脉窦左角已萎缩,右角并入右心房,上腔静脉和下腔静脉直接通入右心房,有肺静脉通入左心房。

④房室瓣形成:心脏分为四腔,即左、右心

房和左、右心室基本形成。

⑤室间隔:心室底面室间隔开始出现。

4. 心血管系统的常见畸形

(1)房间隔缺损　常见于卵圆孔未闭,第二房间隔形成过大的卵圆孔及第一房间隔过度吸收(见配套主教材图 19-43)。

(2)室间隔膜部缺损　左、右心球嵴下缘、心内膜垫与室间隔肌部未愈合所致(图 19-9)。

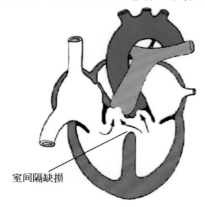

图 19-9　室间隔膜部缺损

(3)法洛四联症　表现为肺动脉狭窄、室间隔膜部缺损、主动脉骑跨和右心室肥大(图 19-10)。因心球动脉干分隔不均导致。

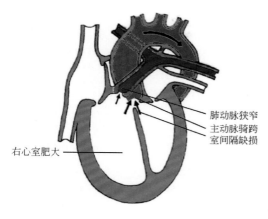

图 19-10　法洛四联症

(4)大动脉错位　表现为主动脉和肺动脉相互错位(图 19-11)。主动脉从右心室发出,位于肺动脉的腹面,而肺动脉干则从左心室发出。因主肺动脉隔不呈螺旋方向走行而致。

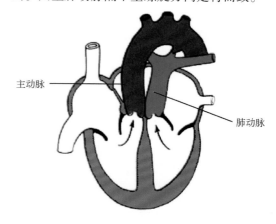

图 19-11　大动脉错位

(三)录像观察

观察泌尿系统与生殖系统发生、心血管系统的发生过程。

三、思考题

1. 后肾的形成过程及意义。
2. 泄殖腔的演变过程。
3. 中肾管和中肾旁管向男性和女性分化时,各形成哪些结构?
4. 泌尿、生殖系统常见的发育异常。
5. 心脏外形演变及心腔内部分隔。
6. 心血管系统常见畸形的特征及形成原因。
7. 胚胎期左右心房间血流关系与出生后有何不同?

(王　旭)

第三节　中枢神经系统的发生及眼的发生

一、实验目的

1. 掌握神经管的演变。
2. 熟悉脑、脊髓的发生。

3. 了解眼和耳的发生。

二、实验内容

（一）中枢神经系统的发生及常见畸形

神经系统来源于神经外胚层，中枢神经系统由神经管分化发育而成。

1. 神经管的早期分化　胚胎第 3 周末，神经管形成。至第 4 周，神经管分化发育为脑和脊髓。

（1）神经管光镜像　取材于第 3 周胚，H-E 染色。早期神经管的管壁是假复层柱状上皮称神经上皮（图 19－12），其增殖并向外迁移分化为成神经细胞和成神经胶质细胞。

（2）神经管扫描电镜像（图 19－13）

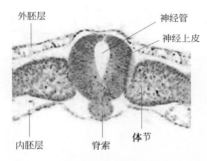

图 19－12　神经管图

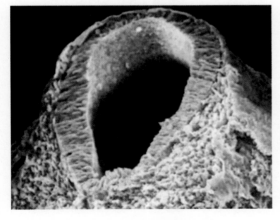

图 19－13　神经管扫描电镜像

2. 脑的发生　神经管的头段分化为脑。至第 4 周末，神经管的头段已形成前脑、中脑和

菱脑（图 19－14）。

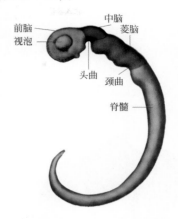

图 19－14　中枢神经系统发生（第 4 周）

（1）在模型 19－12 中，可见三个膨大的脑泡，中脑泡处的明显弯曲称中脑曲（头曲）。前脑两侧有视泡（白色突起）发生，后脑泡侧壁表面的突起为脑神经核和神经节（淡蓝色）。

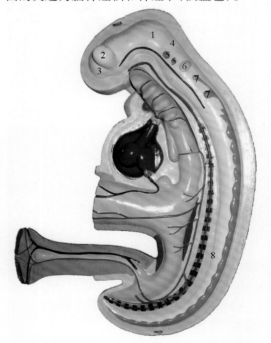

模型 19－12　第 3－4 周胚胎中枢神经系统的发生
1. 中脑　2. 视泡　3. 前脑　4. 菱脑　5. 脑神经节
6. 脑神经核　7. 脊神经节　8. 脊髓

（2）在模型 19 - 13 中,脑泡由头端依次分化为端脑、间脑、中脑、菱脑(后脑和末脑)四个脑泡(图 19 - 15)。后脑和末脑侧壁表面可见突起的神经节(淡蓝色)及脑神经(黄色)。以后,端脑演变为大脑半球,后脑演变为桥脑和小脑,末脑演变为延髓。同时,神经管的管腔也演变为相应各部位的脑室。

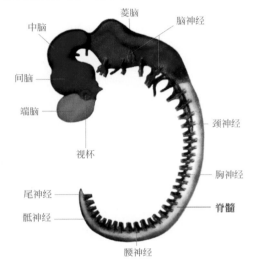

图 19 - 15　中枢神经系统发生(第 6 周)

3. 脊髓的发生　脊髓由神经管的尾段分化而成(模型 19 - 13)。脊髓的中央管由神经管的管腔演化而来。

4. 中枢神经系统常见畸形

（1）无脑畸形　表现为脑部不发育,头颅顶部只盖有薄层脑膜组织,颅骨发育不全。可伴有脊柱裂、脊髓裂(图 18 - 10)。

（2）脊髓裂与脊柱裂　表现为脊髓和椎骨缺损,在背部出现裂沟。多发生于腰骶区(图 18 - 10)。

（3）脑膜膨出　颅骨发育不全而致。多见于枕部(图 19 - 16A)。

（4）脊膜膨出　表现为椎骨缺损,脊膜自缺损处突出形成囊袋(内有脑脊液),其表面有皮肤覆盖(图 19 - 16B、图 19 - 17A)。囊袋内同时有脊髓和神经根,则为脊膜脊髓膨出

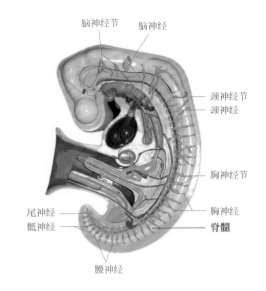

模型 19 - 13　第 4 - 5 周胚胎中枢神经系统的发生(图 19 - 17B)。

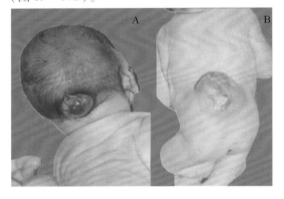

图 19 - 16　脑膜脑膨出(A)、脊膜脊髓膨出(B)

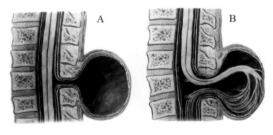

图 19 - 17　脊膜脊髓膨出
A 脊膜膨出　B 脊膜脊髓膨出

（二）眼的发生及常见畸形

1. 眼的发生　本切片取材于金黄地鼠，14天胚，H-E 染色。

低倍镜观察　视杯为一双层杯状结构，其外层分化为视网膜的色素上皮层，内层则增厚形成视网膜的神经层，后者分化形成的节细胞轴突集合形成视神经，行于视柄中（图19-18）。与表面外胚层脱离后形成的晶状体泡将演变为实体结构的晶状体。晶状体表面的外胚层分化形成角膜上皮。眼的各部分由视杯、视柄、晶状体泡及其周围的间充质分化形成。

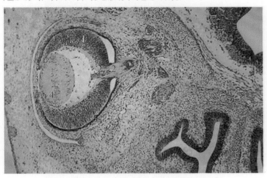

图 19-18　眼的发生（低倍）

1. 神经上皮　2. 视神经　3. 角膜　4. 晶状体
5. 色素上皮层

2. 眼发生的常见畸形

（1）虹膜缺损　表现为虹膜发育不良，呈现泪滴状瞳孔（图19-19）。若虹膜不能发育，则瞳孔特别大，称先天性无虹膜。

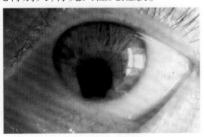

图 19-19　虹膜缺损

（2）独眼畸形　表现为颜面正中只有一个眼（单眼），因胚胎早期两侧视沟在正中线融合而致（图19-20）。

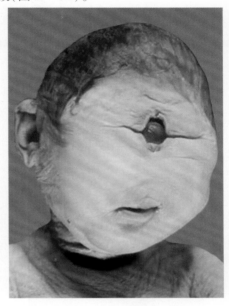

图 19-20 独眼畸形

（三）录像观察

观察中枢神经系统与眼、耳的发生过程。

三、思考题

1. 神经管的正常分化过程。
2. 脑泡的形成及分化。
3. 中枢神经系统常见畸形的特征及形成原因。
4. 眼的发生及常见畸形。

（刘黎青）

第二十章　先天性畸形

一、实验目的

了解几种常见先天性畸形的特征。

二、实验内容

观察人体常见的几种胎儿畸形标本。

（一）唇裂

唇裂是最常见的一种颜面先天性畸形,由于上颌突与同侧内侧鼻突未愈合所致,表现为人中外侧的垂直裂隙(图20-1);当合并人中发育不良时,则表现为宽大的上唇正中裂。

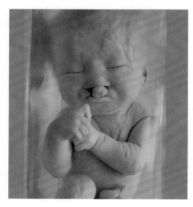

图20-1　唇裂

（二）短肢畸形

短肢畸形是四肢畸形的一种,表现为胎儿的上、下肢芽发育不良,四肢短小(图20-2)。20世纪60年代的"反应停事件"导致了大批短肢的畸形儿出生。

（三）内脏外翻

胚胎第3周末至第4周初时,胚盘两侧向腹侧包卷,由于侧中胚层的体壁中胚层发育不全或缺损所致;表现为内脏全部外翻或部分外

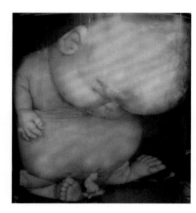

图20-2　短肢畸形

翻(图20-3)。

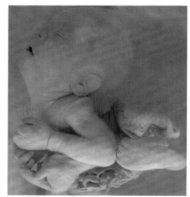

图20-3　内脏外翻

（四）无脑儿

无脑儿是神经系统常见的先天性畸形,由于胚胎第4周时前神经孔未正常闭合引起,表现为脑组织很少,伴有颅骨缺失,常伴脊髓裂(图20-4)。

（五）脊柱裂

脊柱裂是因胚胎第4周时,后神经孔未正常闭合所引起,表现为脊柱背侧有多个椎骨缺

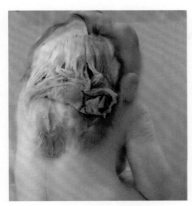

图 20 - 4 无脑儿伴脊髓裂

损，背部出现一纵向裂沟，多见于下胸椎和腰、骶椎（图 20 - 5）。另外，脊柱裂多与无脑儿同时存在（图 20 - 4）。

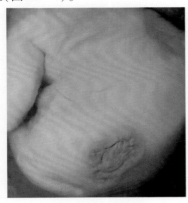

图 20 - 5 脊柱裂

（六）联体畸胎

联体畸胎是指两个胎儿身体的某一部位或几个部分相联在一起。由于一个胚盘形成两个原条时，彼此分离不完全所致。可表现为胸腹联、腹联、头联和臀联等（图 20 - 6），两个胚体可大小相仿（对称性）或大小悬殊（不对称性）。

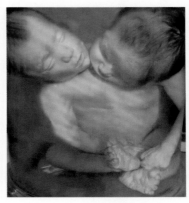

图 20 - 6 联体畸胎

三、思考题

1. 先天性畸形的发生原因。
2. 先天性畸形的预防措施。
3. 致畸敏感期的意义。

（赵海军）